培根铸魂

——桂派中医人才培养实践

主　编　姚　春　莫锦荣

副主编　莫雪妮　张璐砾　王春玲

编　者（按姓氏笔画排序）

王春玲　区　铜　杜娟娇　李晏杰

杨亚龙　张璐砾　陈宇虹　林　辰

罗　婕　罗伟生　金　勇　钟远鸣

姚　春　莫雪妮　莫锦荣　徐　青

徐张杰　唐梅文　黄　潇　黄鸿娜

谢　胜　蓝开宝

人民卫生出版社

·北京·

图书在版编目（CIP）数据

培根铸魂：桂派中医人才培养实践 / 姚春，莫锦荣
主编 . —北京：人民卫生出版社，2023.10
ISBN 978-7-117-35487-5

Ⅰ.①培…　Ⅱ.①姚…②莫…　Ⅲ.①中国医药学 —
人才培养－研究－广西　Ⅳ.①R2-4

中国国家版本馆 CIP 数据核字（2023）第 191949 号

人卫智网　www.ipmph.com	医学教育、学术、考试、健康， 购书智慧智能综合服务平台	
人卫官网　www.pmph.com	人卫官方资讯发布平台	

培根铸魂:桂派中医人才培养实践
Peigen Zhuhun : Guipai Zhongyi Rencai Peiyang Shijian

主　　编：姚　春　莫锦荣
出版发行：人民卫生出版社（中继线 010-59780011）
地　　址：北京市朝阳区潘家园南里 19 号
邮　　编：100021
E - mail：pmph @ pmph.com
购书热线：010-59787592　010-59787584　010-65264830
印　　刷：北京建宏印刷有限公司
经　　销：新华书店
开　　本：710×1000　1/16　印张：14
字　　数：222 千字
版　　次：2023 年 10 月第 1 版
印　　次：2023 年 11 月第 1 次印刷
标准书号：ISBN 978-7-117-35487-5
定　　价：88.00 元

打击盗版举报电话：010-59787491　E-mail：WQ @ pmph.com
质量问题联系电话：010-59787234　E-mail：zhiliang @ pmph.com
数字融合服务电话：4001118166　E-mail：zengzhi @ pmph.com

前　言

　　中医药学包含着中华民族几千年的健康养生理念及其实践经验，是中华民族的伟大创造和中国古代科学的瑰宝。千百年来，中医药学在广西的传承、嬗变中，经过历代医家的不断实践和创新发展，形成了独具特色的地方医学流派。广西地处祖国南疆，有"八桂"之称，在区位、地理、气候、物候、自然、资源、人文、社会等条件的多元作用下，经秦汉时期、晋唐时期、宋金元至明清时期、民国时期的萌芽和发展，地方医学体系不断壮大，最终形成了独具一格的八桂医学。

　　为赓续传承八桂医学，着力培养桂派中医人才，1934年，广西省立南宁区医药研究所（广西中医药大学前身）成立，开办公立中医教育，培养本科层次中医人才，标志着桂派中医人才培养模式逐渐形成。新中国成立后，1956年南宁中医学校正式成立，并于1964年升格为广西中医学院，2012年更名为广西中医药大学，桂派中医人才培养开启了新篇章，促进了中医药人才培养高质量发展。

　　党的十八大以来，党中央坚持把教育作为国之大计、党之大计。学校坚持和加强党对教育工作的全面领导，以立德树人为根本任务，以为党育人、为国育才为根本目标，以服务中华民族伟大复兴为重要使命，传承精华，守正创新，不断深化桂派中医人才培养教学改革，于2012年创办桂派杏林师承班，实施院校教育与师承教育相结合的教育模式，坚持"铸医魂、重经典、强临床、突特色、促融合"的培养思路,以更好地培养堪当民族复兴重任的高素质中医药人才。

历经新时代十年的改革创新发展,桂派中医人才培养模式不断优化,教学理念更加扎实,培养模式更加完善,教学体系更加合理,并在原有办学模式基础上形成了新的特色:一是在培养理念上,更加注重以德为先、以文化人、知行合一;二是在课程设置和教学内容上,融入桂派中医药民族医药内容,传承发扬八桂医学;三是在人才培养机制上,通过医教协同、"三导"(学业导师、经典导师、临床导师)接力、道术相融的培养方法,培养中医精诚大医。

九秩弦歌响杏林,百年树人谱华章。广西中医药大学办学近九十年,成为近百年来广西乃至全国中医教育与人才培养改革发展历史的见证者、探索者、实践者、收获者和贡献者。自中医教育从传统师承教育为主转变为现代院校教育为主后,围绕着培养什么样的中医人才、如何培养中医人才等中医教育教学重大问题,我校一直致力于中医教育教学的改革发展,积极探索和构建满足现代社会发展需求的中医人才培养体系和人才培养模式,取得了系列创新成果,造就了以班秀文、韦贵康、黄瑾明三位国医大师为代表的桂派中医大师,为中医教育事业改革发展做出了积极贡献。

以史为镜,鉴往知来。本书系统回顾了我校近九十年来办学的历史沿革、改革创新、探索实践和成效特色,阐述师承教育改革发展在桂派中医人才培养中的地位和作用,重点以我校桂派杏林师承班的创立发展与改革实践为例,全面总结研究我校在中医人才培养方面的理论探索和创新实践,为国内外中医教育改革发展与中医人才培养提出"桂派方案",为中医药事业改革发展贡献绵薄之力。

　　在本书的编写过程中,学校党委高度重视,相关部门积极配合,编撰人员辛勤付出,专家学者悉心指导,出版社鼎力相助,这些都为书稿的顺利完成提供了有力的保障。在本书付梓出版之际,在此一并表示衷心感谢!

　　由于编写时间有限,缺憾与纰漏恐在所难免,诚请同行专家、读者斧正。

姚　春　莫锦荣

2023年9月

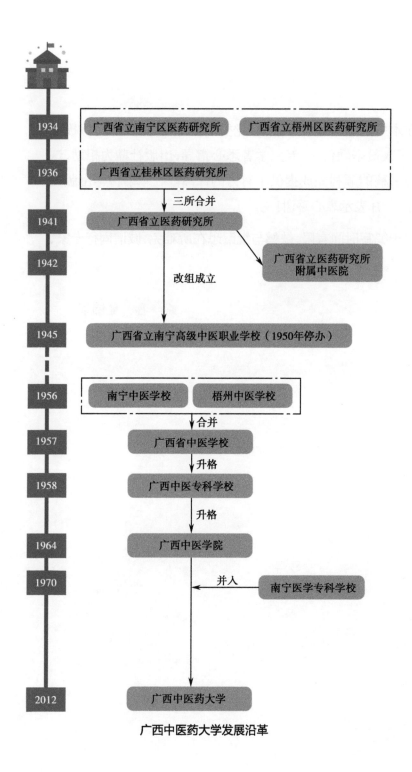

| 1934 | 广西省立南宁区医药研究所 | 广西省立梧州区医药研究所 |

1936　广西省立桂林区医药研究所

三所合并

1941　广西省立医药研究所

1942　广西省立医药研究所附属中医院

改组成立

1945　广西省立南宁高级中医职业学校（1950年停办）

| 1956 | 南宁中医学校 | 梧州中医学校 |

合并

1957　广西省中医学校

升格

1958　广西中医专科学校

升格

1964　广西中医学院

1970　南宁医学专科学校　并入

2012　广西中医药大学

广西中医药大学发展沿革

目 录

第三章　桂派中医人才培养改革与实践
　　——以桂派杏林师承班为例 …………………067

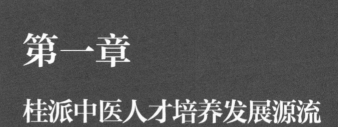

第一章

桂派中医人才培养发展源流

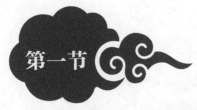

第一节

八桂医学发展历史

八桂医学是地域医学,是指与八桂(广西)区域密切相关的,以预防和治疗疾病、维护和促进人体健康为研究内容的传统医学,具有鲜明的地方特色和优势,主要包括传统中医学和壮医药学、瑶医药学等少数民族医学。

八桂医学历史悠久,上承远古之精粹,以解除八桂地区疾苦为己任,海纳百川,博采众长,勇于实践,大胆创新,既源于中医的学术传统,也体现了八桂的人文精神和医药实践,融地域性、民族性与传统性为一体,是具有鲜明特色和地方优势的地方医学。

八桂医学的起源和形成经历了四个历史阶段,即秦汉以前、晋唐时期、明清时期、民国时期,本章将按照时间顺序进行论述。

一、秦汉以前

(一) 远古时期——八桂医药的起源

八桂医药起源于远古时期广西区域人类的生产生活实践。人类为了更好地适应环境并生存下来,必须不断解决衣、食、住等各种生产生活方面的问题,他们在相当漫长的时期内经历了无数次艰辛的尝试,在这个过程中逐渐产生了最为原始的卫生保健。

1. 衣

用兽皮和织布等缝制衣物,是远古时期广西区域人类最基本的卫生保健举措。经历过赤身裸体,以树皮、兽皮遮体之后,旧石器时代晚期的柳州白莲洞人开始缝制和穿着衣物。在柳州市郊白莲洞出土的骨锥和骨针,经鉴定为白莲洞人使用过的生产工具。专家推测,白莲洞人当时可能已经知道用骨锥、骨针和藤条将树皮或兽皮等物连接缝制成遮身衣物。此外,桂林甑皮岩等新石器时代遗址出土的带孔骨针、陶纺轮和陶网坠等,也是用来缝制衣物的工具。以上考古证据表明这一时期的广西先民,除了缝制树皮衣或兽皮衣外,已具备织布缝衣的能力。先民们身着兽皮和麻布等物缝制的衣服,既能御寒遮阳,又能防虫护身,人体对自然的适应能力增强,伤害和疾病也随之减少。

2. 食

这一时期,食物获取和处理方式多样,可保障人体维持生命的基本能量。而掌握取火、用火的技能,烹煮食物,防兽御寒等改变,也给卫生健康的生活带来了重大的影响。

在旧石器时代的前期,广西先民主要过着采集和狩猎的生活。其食物来源主要是陆地上野生植物的果实、根块以及野生动物。考古发现,旧石器时代晚期的柳州白莲洞人已经开始熟食。熟食不但易于人体消化、帮助预防疾病,而且扩大了食物的范围。

从旧石器时代晚期至新石器时代,人类食物的种类不断增多,既有鼠、山灵猫、鹿、羊、苏门羚(中华鬣羚)、猴、豪猪等小型的动物,也有牛、象、野猪、豹、貉等大型凶猛的动物。除陆生动植物外,还有水中的螺、蚌、鱼、鳖和空中飞禽。由于广西水文资源丰富,且螺蚌数量众多、容易采捞和煮食,水生动植物成为这一时期广西区域先民的主要食物之一。

从20世纪发现的柳州麒麟山、白莲洞等著名人类化石遗址到百色盆地大梅、坡洪等遗址,都有用火的遗迹,这说明广西先民在旧石器时代就已经普遍使用火。火对卫生保健和人类进化具有重要的意义。火带来的光亮可以照明、驱赶野兽;火带来的温暖可以御寒、减少潮湿;火带来的热量可以烧煮食物、制作熟食。用火和人工取火还促进了原始的热熨法、灸治法的产生和发展。

桂林甑皮岩等新石器时代遗址出土的陶片、木炭、石斧、石铸、石棒、石磨盘、蚌刀、大石铲等用品、工具以及大量的动物骨骼,表明广西先民已经学会栽培植物、饲养家畜,以及用火炊煮食物。食物种类的增加、来源的稳定以及饮食结构的改变,特别是从生食到熟食的进步,极大地促进了人类健康和社会文明的发展。

3. 住

居处的变迁标志着广西先民为了生命健康开始有意识地对环境进行自主选择和改造。考古证据表明,旧石器时代的人类化石大部分遗存于天然石灰岩洞穴中。而新石器时代以后,广西古人类逐渐离开长期居住的天然岩洞穴,走向河边的台地、山坡或海滨的山岗、小岛,开始了新的生活。新石器时代晚期,随着农业的出现和发展,人们开始建造房舍进入定居的生活,原始聚落大致分为居住区、墓葬区和垃圾区。其中,居住区分布有一些成排的、有规律的柱洞,这些柱洞是考古学上确认史前人类居所构造形式的重要依据,根据其排列和构造推断,这里应该是一处长方形干栏式建筑的遗址。广西气候炎热,多雨潮湿,林木繁盛,多有虫兽出没。为了适应和利用这样的自然环境,人们先在住地依树积木,构建寮棚,继而慢慢尝试利用树木建造离地而居的干栏屋舍。居处的变迁、住所的改进,特别是通风透气、采光良好的干栏建筑比较符合卫生和安全的要求,有利于人们的生活安全和身体健康。

4. 舞蹈

舞蹈在这一时期逐渐形成,这是人类体育保健的原始方式。原始的舞蹈起源于人们的劳动和生活,与猎捕动物、采集食物、图腾崇拜和宗教祭祀等活动密切相关。人们往往通过舞蹈表达劳动生活的欢乐和喜悦,以及对神灵祖先的虔诚。早期的舞蹈动作源自野外劳动和飞禽走兽的各种姿态,主要以模仿为主。而后在模仿的基础上,经过加工和编排,逐渐形成动作规范的舞蹈。这是原始舞蹈起源、形成和发展的一般规律,广西先民的舞蹈形成也如此。广西先民在新石器时期已有了自然崇拜、图腾崇拜等原始宗教信仰。如甑皮岩遗址发现的妇女骨骼上撒有赤铁矿粉、敢造遗址发现的火烧土圆圈、顶狮山遗址发现的石头圆圈以及大龙潭等遗址发现的石铲圆圈等,都是原始宗教信仰的具体表现。从这些丰富的原始社会文化遗存来看,广西先民的原始舞蹈极有可能起源于旧石器时期,形成和发展于新石器时期。战国秦汉时期创作的左江崖壁画上的众多舞蹈形象,正是广西原始舞蹈及其风格的生动表现。舞蹈可以表达情感、消除疲劳、强身健体,后来具有保健作用的导引术就是由舞蹈发展演变而来的。

5. 婚配制度

婚配制度的演变,预示着人类的繁衍方式日趋健康。远古时代早期,广西先民与其他古人类一样,在极其漫长岁月中一直过着杂居乱交的生活。至血缘家庭公社时期,这种原始的杂交关系发生了改变,先民开始实行辈分婚。在桂林甑皮岩、横县西津贝丘等新石器时代早、中期遗址中都发现了二次葬和母子合葬,说明当时已是母系氏族社会。母系氏族社会在婚姻关系上实行氏族外婚、部落内婚,以及女娶男嫁、夫从妻居的制度,严禁氏族内部通婚。后来,随着社会的发展,渔猎业日渐发达,社会分工发生变化,男性在生产劳动中的优势不断体现并逐渐在社会关系中获得支配地位,母系氏族社会最终被父系氏族社会所取代。钦州独料遗址发现的石祖、扶绥中东大石铲遗址发现的竖立石铲都是男性崇拜的产物,这表明在新石器时代晚期广西已进入父系氏族社会。在父系氏族社会中,婚姻关系由族外婚演变成对偶婚,再由一夫一妻制与一夫多妻制并存演变为一夫一妻制,婚姻形态也由母氏族社会的女娶男嫁、夫从妻居转变为男娶女嫁、妻从夫居,子女成为父系氏族的成员和父亲财产的继承者。从杂居乱交到群婚、对偶婚,最终演变为一夫一妻制,这种婚姻关系和形态上的变化与进步减少了遗传性疾病的发生,可以防止族群退化,有利于人类的健康和繁衍。

6. 药物

人类生产活动的日益增多和形式的多样化,进一步导致了疾病的患病概率和病种的增加,不断给医疗救治带来挑战。广西先民在生产生活实践中,面对疾病的困扰,反复尝试各种治病疗伤的方法和手段,开始了寻医问药的漫漫征程。广西气候温暖、雨水充沛,适合生物的生长,动植物及矿物资源非常丰富,为广西先民开展医药探索提供了物质支持。人们在不断寻找和尝试新食物的漫长过程中发现,有些物品不但可以用来进食充饥,还对病证有一定的治疗作用;而有些物品虽然不适合,甚至不能作为食物,但对疾病和人体却有不同程度的影响,可以用来治病。这些物品被人们反复验证、确认其功效后慢慢成为治疗疾病的药物,这就是药物的起源。考古广西古人类饮食和生产力发展的进程发现,广西先民应当在旧石器时代首先发现植物的药用功效并将其用于疾病的治疗,其次发现和使用的是动物药,最后才是矿物药。

7. 外治法

石器、骨具、陶器的制造和使用,为早期的外治疗法提供了物质基础。早在80万年前,广西先民就能够打制出比较精致的石器。在距今2万年前的旧石器时代末期,广西先民制造出了比较先进的骨器、箭镞、穿孔石器等工具,以及磨光刃部的石器。在距今约1万年前的桂林甑皮岩、柳州的白莲洞和鲤鱼嘴等新石器时代早、中期的遗址发现了磨光石器、带孔骨针、骨锥等用具,并出土了我国目前最原始的陶器等。这些石器、骨针、骨锥、陶器都可能作为医疗用具,用于针刺、按摩等医疗操作。

此外,远古时期,广西原始丛林密布,毒蛇猛兽出没,自然环境险恶。广西原始人类生活设施简陋,生产力低下,在艰苦的劳动生活中常常受到虫兽侵袭、跌仆磕碰、内部或部落间斗争等因素的影响,导致身体受伤甚至危及生命。这个时期,外伤既是最常见的病痛,也是致死的主因之一,所以预防和处理外伤也就成了人们劳动生活中的常事和大事。经过无数次的尝试后,人们相继发现了一些可以防治外伤的药物和方法。这些行之有效的方法在获得大家的认同后,在氏族或部落中口耳相传、世代沿袭。比如,在出现外伤出血时,人们最初可能是随手用附近的野草、树叶、泥土、灰烬等外敷伤口,经过不断尝试、积累后,从中发现了一些有效止血止痛的药物和方法,并将其总结和延续应用,形成了原始的外伤止血法。其他外治法也同样来源于人们的生产生活实践,如按摩、推拿、刮疗、灸治、热熨等。

8. 解剖

远古时期的肢解葬方式反映了早期人类对人体解剖的探索。顶狮山遗址位于南宁市邕宁区蒲庙镇九碗坡自然村东北方向约1千米的顶狮山上,是广西面积最大、保存最完好的新石器时代贝丘遗址。该遗址大致分为居住区、墓葬区和垃圾处理区。墓葬区位于遗址的中部、居住区之西,面积约900平方米。目前已发现古人类墓葬座,有古人类遗骸多具。其中,屈肢葬占全部墓葬的四分之三,合葬和肢解葬占全部墓葬的四分之一,而肢解葬遗骸占全部遗骸的四分之一。该遗址的肢解葬葬式之奇特、数量之众多在世界上极为罕见。肢解葬分两步:在下葬前先将尸体肢解成若干部分,然后在下葬时再将其重新摆设成一定的姿势,用绳子、石头或树枝等固定。从发掘的肢解葬来看,每个墓葬的尸体切割部位和部件摆设都有所不同,这说明广西古人类在6 000年以前就开始了尸体的解剖,对人体结构已经有了一定的认识。

(二)先秦时期——八桂医药的经验积累

先秦时期八桂医药知识的产生和积累,主要来自广西先民的生产生活实践以及医疗保健活动。发端于旧石器时代的各民族之间的文化往来,必然会带来医药知识的交流。因此,这一时期的八桂医药与近邻的荆楚甚至更远的中原等地域的医药活动都有一定的联系。

1. 药物记载

有关八桂药物的记载可能早在商代就有了。据《伊尹朝献·商书》记载:"汤问伊尹曰:'诸侯来献,或无马牛之所生,而献远方之物,事与实相反,不利。今吾欲因其地势所有献之,必易得而不贵。其为四方献令!'伊尹受命,于是为四方献令曰:'……正南瓯邓、桂国、损子、产里、百濮、九菌请令以珠玑、瑇(玳)瑁、象齿、文犀、翠羽、菌鹤、短狗为献。'"文中所谓"其地势所有"者专指当地特产;"损子""产里"等均为古国名,大致分布于今广西横县、贵县、钦州等地和玉林一带。从伊尹熟知八桂特产可知,商王朝与八桂各地来往较多,关系比较密切。再从一物多用的实际情况来看,珠玑、玳瑁、象齿、文犀等名贵特产,既可以作贡品,也可作药用,如珠玑便是常见的珠宝、珠玉。据《说文解字》中"珠蚌之阴精"及"玑,珠不圆者也"等注释可知,其即为珍珠,又名真珠。珍珠具有安神定惊、明目去翳、解毒生肌等功效,很早就被作为药物使用。成书于东汉的《神农本草经》中记载远志"畏珍珠、蜚蠊、藜芦",说明珍珠作药用由来已久,且可与他药配伍运用。与此相同,玳瑁、象齿、犀角等也是后世常用的药材。

2. 酒的发展

中国的酿酒和用酒具有悠久的历史。关于酒的起源众说纷纭,主要有仪狄造酒说、杜康造酒说和黄帝时代造酒等传说,但都不足为据。晋·江统最早提出酒起源于自然发酵,他在《酒诰》中明确指出:"有饭不尽,委余空桑,郁积成味,久蓄气芳。本出于此,不由奇方。"在自然界,野果在一定环境条件下可以通过自然发酵形成天然酒。原始人类很可能从天然酒的形成中得到启发,经过长期反复的实践最终发明了人工酿酒。

　　广西地区的酿酒可以追溯到新石器时代晚期。在钦州那丽独料、隆安大龙潭、那坡感驮岩等新石器时代晚期遗址,都出土了陶杯、陶壶、陶碗等器物。这些器物都可以作为酒具,说明这个时期的先民可能已经饮酒并有了酒文化,由此推测广西地区至少在新石器时代晚期就已经掌握了人工酿酒。从商周时期青铜器传入,到春秋战国时期青铜器和铁器的冶铸技术逐渐成熟,再到青铜器和铁器在农业中的使用,广西地区的农业和手工业呈现出较快的发展态势,酿酒业也随之发展。武鸣全苏兔岭、兴安出土的商代铜卣,武鸣马头乡元龙坡春秋战国墓出土的铜卣,以及恭城、平乐、武鸣等地出土的数量不少的铜樽、铜杯、铜壶、陶杯、陶壶等器物,都可以作为酒器使用,说明从商周至春秋战国时期酒业不断发展,人们饮酒和用酒更加普遍。人们在长期的饮用和使用中逐渐发现了酒的药用功效和医学用途,并不断将其应用于医疗和保健。酒有兴奋、暖体、通络、麻醉等作用,可以提神壮胆、祛除寒冷、解除疲劳、麻醉止痛。酒又是液体,具有挥发和溶解的特性,是常用的溶剂,可以调配制作药剂、加工炮制药物。随着社会的发展、医疗经验的积累、医药知识的丰富,人们尝试在酒中加入各种具有一定功效的动植物、矿物,经过浸泡后再饮用和使用酒,慢慢便创制出各种不同功效和作用的药酒。

3. 针刺

　　先秦古墓铜针出土,揭示了广西地区的针具制造和针刺疗法已达到了相当高的水平。1985 年 10 月,在广西武鸣县(今南宁市武鸣区)马头乡元龙坡发掘的一处西周至战国时期的墓葬中出土了 2 枚形制特殊、制作精细的铜针,其中 1 枚已残断。从出土铜针的形制和当时的社会历史背景来看,铜针可能有多种用途,不一定是专用的器具,但其用于医疗的可能性还是很大的。

(三) 秦汉时期——八桂医学的萌芽

　　秦王朝修筑了沟通漓江和湘江的人工运河灵渠,统一了岭南,首次向岭南大量移民,加速了中原文化南传。至两汉时期,八桂医学已相当兴盛。这一时期以《黄帝内经》《难经》《伤寒杂病论》《神农本草经》的诞生为标志,中医学术体系形成,中医成为主流医学并随着汉文化向南传播。八桂医药在前期积累的基础上又有了新的发展。包括从中原地区南迁入桂的医家在内的八桂医家,开始探索将中医学的基本原理和八桂医疗实践相结合,寻求更好解决当地病患的防治方法,为八桂医学的形成奠定了基础,这就是八桂医学的萌芽。

秦汉时期,出现了一位重要的学者,名为刘熙。大约在献帝建安年间,他寓居岭南交州,传道授业,专心学问,颇有声望,是当时中医南传的重要学者。其门徒既有当地人,也有外地慕名而来者,主要学习经学和通学。刘熙撰写《释名》,此书主要是为了让大家知晓日常事物名称的由来和含义。全书共8卷,其中有2篇与医学有密切关系,分别是第8篇"释形体"和第26篇"释疾病"。《释名》的著成绝非短期之功,应是刘熙在八桂十多年探究的成果。因此,刘熙在八桂讲学多年,很有可能将自己平素探求名物之所得传授给学生,其中当有中医学内容。

两汉时期,名医董奉行医于八桂,为解除八桂人民疾苦、普及医药卫生知识、提高八桂医药水平做出了积极的贡献。董奉字君异,侯官(今福建省闽侯县)人,后居广西梧州市,以医为业,医术高明,与华佗、张机并称东汉三大名医。他治病不计报酬,唯求被治愈者在山中种植杏树,数年后满山都是郁郁葱葱的杏林。后世以"杏林"代称医家或中医,以"杏林春暖""誉满杏林"称道高尚医德、高明医术即源于此。两汉时期,苍梧广信曾经是南方的经学中心,很多名士慕名而来或避乱南下,董奉或因避乱而寓居苍梧广信。

汉族医学南传,八桂医学由单一的少数民族医药向传统医学方向交融。中医学有广义和狭义之分。广义的中医学指中国传统医学,包括中国所有的民族医学、宗教医学和民间医学,如汉族医学、藏族医学、蒙古族医学、壮族医学、佛医、道医等。狭义的中医学指中国汉族医学,又称汉医、国医,形成于秦汉时期,是中国古代的主流医学,一直主导和影响着中国传统医学的发展。通常来说,中医学指狭义的中医学,即汉族医学。马王堆西汉古墓出土的大量古医书抄本表明,中医药的经验和知识早在先秦时期就随着南北民族的往来和文化的交流而向南浸润。秦汉时期是中医学确立的关键时期。这一时期。秦王朝统一岭南及对八桂的开拓,为包括中医学在内的汉文化南传奠定了基础。汉朝岭南地区社会稳定、经济发展,八桂广信人文荟萃、文化繁荣,成为我国南方经学研究和文化交流的中心。文化学术的传播与勃兴,必然带动中医学的传播与发展。中医学的确立历时长久,跨越不同的历史时期,在形成的过程中随着华夏文化不断南传。也就是说,中医学的南传当在中医学形成的秦汉之际,而不是中医学确立之后的三国或晋唐。

二、晋唐时期

八桂医学的形成原因是多方面的,大而言之有地理环境因素、社会因素和历史因素等,其中地理环境、中医的传入与发展、南下移民的大量增多、独特的历史与文化、八桂先民的实践与探索等因素影响最大。

两晋时期北方战事频繁,南方相对稳定,汉人又一次大量南下。唐代我国社会经济文化空前发展,一些有远见卓识的官员也受命进入八桂为官,促进了八桂地区与中原地区的联系。晋唐时期的八桂地区,先进的思想文化和科学技术不断传入,社会各方面发展较快,成为开发的热土。移民的大量增多、社会的快速发展以及相对落后的医疗卫生之间的矛盾,形成了强烈的医学需求,极大地促进了中医学在八桂地区的传播、普及,推动了八桂医学的研究和发展。寓居或游历八桂的医家或其他人士,固然在八桂地区行医寻药、探求医理,而其他未曾涉足八桂大地的人士,也给予了八桂医药积极的关注,或收集方药,或寻求病原,或著书立说。此时期八桂医家的不断出现、八桂相关医药论著的相继问世、八桂诸病论治体系的初步建立,以及以毒药学说为代表的八桂药学的悄然兴起,标志着八桂医学的逐步形成。

晋唐时期关于八桂医药的著述明显增多,其形式主要有二,一是医药著作或其他文献的相关记载或论述,二是以记述南方或岭南医药为主的医药专著。这些著作所记载的八桂医药或与八桂医药相关的内容具有明显的地域特色,已经成为中医学的重要组成部分。

据史料记载,这一时期问世的与八桂医药相关的岭南著述主要有:葛洪《肘后备急方》中收集整理的八桂民间方药治法、八桂诸病的防治研究;孙思邈《备急千金要方》中关于蛊病、瘴病、脚气病的论治;柳宗元的《柳州救死三方》;王焘的《外台秘要》。

八桂诸病论治体系也开始建立。八桂诸病指八桂地区的多发病或特有疾病。唐以前主要有瘴、蛊、毒、脚气等病证,多与地理环境密切相关。晋唐时期研究八桂诸病的医家医著不断增多,从开始注重收集验方到理论探讨,再到理论与临床相结合,初步建立了八桂诸病的论治体系,虽尚未有专门论述八桂诸病的专著,但其内容开始散见于各类医著中,其中较为详尽者当属隋代巢元方的《诸病源候论》。

八桂药学的兴起和毒药学说初具雏形。晋唐时期八桂药学的兴起,主要表现为八桂药物不断充实到本草著作中,一些当地药物开始崭露头角,以岭南植物或药物为主的植物本草专著问世,八桂毒药在晋唐时期已经名闻遐迩,经巢元方等医家收集整理、总结提升,形成了著名的八桂毒药学说。

晋唐时期八桂医学的学术特色在于因地而求、因善而用、因时而变。晋唐之前,八桂的医学探索更多的是经验的积累与应用,谈不上学术研究。自晋至唐,由于各地医家高度关注八桂的医药实践活动,并以中原医学基本原理为指导开展了相关的研究,其后才有八桂医学的形成与学术的产生。晋唐八桂医学的学术特色,既源于中原的学术传统,也体现了八桂的人文精神和医药实践,融地域性、民族性与传统性于一体。

总而言之,晋唐时期是八桂医学形成和发展的关键时期。八桂医学别具特色、优势明显,其创立充实和发展了中医学,成了中医学与民族医药融会贯通的典范。

三、宋金元至明清时期

(一) 医疗及医事制度

根据元碑《故大师白氏墓碑铭并序》考释,宋代在广西壮族侬智高起义部队中有位技术精湛的医生白和原,在大理担任过"医长"的职务。据说侬智高的母亲阿侬也是一位声誉较高的女壮医,擅长骨伤科。这说明在当时的起义队伍中有不少医生,并设有必要的医事制度,以加强管理。

明代,广西在土司制度统治下方设有专门管理医药的机构。据不完全统计,明代嘉靖十年,广西有40多个州府设有医学署,其医官"本为土人",由当地的土著居民担任。清代,几乎各府县都设有医学署。清道光年间,忻城县土司衙门西侧建有一座"大夫第",莫氏土司第十九代后人莫述经就是"大夫第"里的专职医师,主管衙门大小官员及其眷属的医疗保健,兼理一些民间疾患。

(二) 对疾病的认识

疹、瘴、蛊、毒是古代岭南地区的常见病和多发病,当时广西有"瘴乡""蛊毒之乡"之称。长期的医疗实践使广西先民较早就认识了疹、瘴、蛊、毒等的发病机理,并积累了丰富的临床经验。宋代周去非的《岭外代答》不仅较为详细地记述了壮医治疗瘴疾的经验,而且指出了瘴疾的病因病机为"盖天气郁蒸,阳多宣泄,冬不闭藏,草木水泉皆禀恶气,人生其间,日受其毒,元气不固,发为瘴疾。"范成大《桂海虞衡志》亦言:"邕州两江水土尤恶,一岁无时无瘴。春曰青草瘴,夏曰黄梅瘴,六七月曰禾瘴,八九月曰黄茅瘴。土人以黄茅瘴为尤毒。"说明这时的壮医已经懂得按发病季节对瘴气进行分类。对于蛊毒、疹的病因病机及治疗,通过不断的实践,壮医对其的认识也逐渐全面,特别是疹症,民间壮医分类甚详。《南方草木状》记载了广西壮族人民用吉利草治疗蛊毒的病例,从侧面反映了壮族民间对蛊毒的治疗有较多的认识。《岭南卫生方》收录了不少治疗岭南地方病的验方,其中包括壮医治疗疹、瘴、蛊毒的经验。

周去非在《岭外代答》中亦记载了广西壮族人民采用针刺放血疗法治疗热瘴的经验。流传于民间的药线灸、灯花灸等有着百年以上的历史。在针灸学的形成和发展过程中,广西壮族人民曾发挥过重要的作用。

(三) 药物学成就

南宋时期,中医书籍分类中专列有"岭南方"一类,乃南方少数民族综合性医书及方书。宋代郑樵在《通志》卷六十九"医方下"专门设置了"岭南方"类,著录了五部医籍共九卷:《岭南急要方》三卷,见《唐志》;《南中四时摄生论》一卷,唐代郑景岫撰;《南行方》三卷,唐代李继皋撰;《治岭南众疾经效方》一卷;《广南摄生方》一卷。明代焦竑的《国史经籍志》也专门设置了"岭南方"类,在《通志》的基础上增加了《庆历普救方》一卷、《岭南卫生方》三卷(文德)

两部医籍。其中《岭南卫生方》中记载有不少壮族验方。

明代李时珍《本草纲目》收录的广西壮族地聚居地区出产和使用的药物近300种，此外还有不少药是最先在广西应用，尔后才传至中原的，如田七、罗汉果、山豆根、黄药子、自然铜、槟榔、肉桂、骨碎补等，说明此时期广西先民对其形态、分类、性味、功用及采集、炮制都有比较全面的认识。明清时期，广西各地在日常生活中开始普遍使用具有医疗保健作用的瓜果蔬菜，如羊桃、橄榄、黑糯米、安石榴等。八桂医学的一大特点是单品、鲜用、外用为多，诸如熏洗、外擦、敷贴、角法、刮法、药罐法、药线灸、佩药等，这些疗法大多简便廉验，因而被迅速普及开来。

此外，在解毒药方面，在唐宋期间，广西出产的著名的解毒药有陈家白药、甘家白药、金钗股、蓝蛇尾等，并传入中原。明清时代的一些广西地方志还专门列有毒草篇。毒药还被用于军事方面，广西人民早在宋代就掌握了毒箭的使用和解毒的方法。

（四）代表医家

宋代张隐居为蒙山县人，著有《菖蒲传》。宋代的俞仲昌为贵港市人，乐施舍，精医术，深受乡人颂扬。明代宾阳县的名医舒刚、舒谧被收录在《宾州志》内。清代广西的民间壮医更多，如贺县（今贺州市）的邓达亮，在南洋行医二十年，著有《奇尘草庐医案》；桂平县（今桂平市）的程炳珍、黄道章、程兆麟、陆兰溪、程士超等，其中程炳珍著有《经验良方》四卷，黄道章著有《家传验方集》，程兆麟著有《医中参考论》《本草经验质性篇》，陆兰溪有《兰溪医案》问世，程士超有《星州实录》梓行；融水县的路顺德著有《治蛊新方》一卷；桂林市的俞廷举著有《金台医话》和《增生达生篇》；全州县的谢济东著有《脉理精微》，唐式谷著有《外科心法》《外科手法》；象州县的谭柞延著有《四诊记》；临桂县的黄元基辑有《静耘斋集验方》八卷；永淳县（今横县境地）的屈遵德著有《医门心镜》一书；贵港市的梁廉夫著有《不知医必要》四卷，陈颐元在广东佛山行医数十年，卓有声誉，著有《伤寒辑要》《清爱堂医话医案》及《陈养斋手集验方》三书；马山县的王维相被《中国少数民族历史人物志》誉为"能起死回生的名医"。参加太平天国起义的广西壮族医生有黄惟悦、黄益芸、肃性忠等，黄惟悦位至天朝督内医，极得东王杨秀清的信任。此外，清代各地的地方志还记载了一大批医德高尚、妙手回春的名医。这些医家均为广西地区医疗卫生的进步做出了影响深远的贡献。

四、民国时期

民国时期,尽管社会动荡,但八桂医学依然取得了显著的发展,各科均涌现了一批名医名家,积累了丰富的临床及学术经验,促进了八桂中医内科、针灸、骨伤、蛇伤等临床各科及壮医药发展。民国时期八桂医家主要代表有:刘六桥、陆钧衡、罗哲初、罗兆琚、李文宪、陈善文、梁锡恩、罗家安等,现将主要代表医家简介如下。

刘六桥(1874—1951 年),名汉龙,号潜初,广西容县人,我国近代桂派名医,编著有《伤寒学讲义》《妇科讲义》《眼科讲义》《六桥医话》等著作。刘六桥认为妇科临证须以脏腑辨证为依据,强调女性以肝肾为本,以血为用,在治疗上着眼于调理脏腑气血,尤以肝肾气血为要,善用花类之品。此外,刘六桥擅长治疗脾胃病,对脾胃病病因病机、治则治法有独到见解;还提出了"寡欲养精,少生优生"的优生优育观点。刘氏培养出我国首批国医大师班秀文等名家,并于南宁霍乱流行期间不舍昼夜抢救患者,足见其心仁善。

韦来庠(1905—1968 年),广西容县松山乡松山村人,曾任广西省立桂林区医药研究所所长、广西省立医药研究所所长、广西省立南宁高级中医职业学校校长兼附属医院院长,是近代广西甚至全国颇有成就的医学家、中医教育家。他曾编写《中药学讲义》《中医学讲义》《温病学讲义》等教材,发表《如何改进中国医学》《伤寒病的研究》《霍乱病的研究》等论文,临证上不仅注重脾胃,治法圆机,用药轻灵,还善治时疫,强调卫气营血辨证,医技精湛,中西汇通,其经验对中医临证有较大的参考价值。

陆钧衡(1881—1953 年),又名陆盛鉴,字少衡,广西岑溪人,编著有《中华医药原理》《痘疹症治辑要》等著作及《人体温度脉搏呼吸与天地气数之关系》《易经"天地十数"之起源》《疟疾的研究》《伤寒与温病之研究》等论文。长期在梧州、南宁两地任教,培养出李文宪等名医。陆钧衡重视《易经》《黄帝内经》《难经》等经典的学习,对阴阳五行学说、五运六气学说深有研究,秉持辩证唯物的中医观,指出中医之阴阳五行、五运六气与人身之先天后天生理息息相关。陆氏长于治疗痘疹,提出治痘宜知险逆症、知痘须知根血状、辨治虚实寒热、审查表里虚实的治疗原则,在小儿科活人无数。

针灸方面以罗哲初、罗兆琚、李文宪等为代表,他们重视针灸经典、推崇针灸子午流注学说、构建针灸外科治疗学体系、倡导缓慢捻针法等,对中国近代针灸发展产生了重要影响。

罗哲初(1878—1944 年),字树仁,号克诚子,广西桂林人,近代杰出的针灸家及教育家,擅长以古方疗疾,临证尤重脉诊,对经络和脉法均有独到研究,代表著作有《脉纬》《针灸发微》和《针灸节要发微》,是民国时期广西针派的奠基人,为八桂针灸的发展和传播做出了重要贡献。

罗兆琚(1895—1945 年),广西柳州人,中国近代针灸学家,医术精湛,留下了大量宝贵的临床经验和丰富的针灸著作。罗氏现存的医学著作和教材共 16 部、论文 19 篇,代表著作包括《实用针灸指要》《针灸经穴分寸·穴腧治疗歌合编》《中国针灸经穴学讲义》等。罗氏针刺手法简便效验,且立意改进针灸医术,编著有大量医学著作,推动了针灸事业的发展。

李文宪(1909 年—?),广西藤县人,民国时期广西重要的针灸医家。李氏敢于吸纳新说,完善了穴性理论,临证取穴精少;出版专著 2 部,发表论文 7 篇、医案 7 则,代表著作为《针灸精粹》等,其对针灸临床与学术研究颇丰,为八桂医学针灸流派的发展与研究留下了诸多宝贵的文献资料。

骨伤方面以陈善文、梁锡恩等为代表,这时期的骨伤医家研发出临床至今仍在使用的正骨水、云香精、十一方药酒、五方散等。

陈善文(1887—1973 年),广西玉林人,民国时期广西骨伤领域代表人物,擅长中医外科,精于驳骨,以复位精准、疗程短、见效快著称;所创制的正骨水、云香精享有盛誉,新中国成立后无私献出驳骨秘方(即正骨水、云香精配方)。

梁锡恩(1903—1981 年),广东省高要县(今高要市)人,师承少林骨伤,擅治内外伤及正骨,自创治伤一至五方散、十至十四方酒,其中十一方药酒和五方散在临床上疗效卓著,尤其是外伤性出血、创伤性化脓性感染及开放性骨折的伤口处理。梁氏培养了大量优秀的中医人才,国医大师韦贵康、全国名老中医李瑞吉和黄汉儒等均为其学生,有力推动了八桂骨伤领域的经验传承。

民国时期壮医药领域以罗家安等为代表,罗氏不仅整理研究壮医药理论及特色疗法,并编写了相关著作,培养了壮医药学术继承人,为壮医概念的提出、壮医药研究及壮医药学派的形成奠定了基础。

罗家安(1901—1991年),又名罗登中,壮族,广西德保县人,擅长壮医针挑疗法,他根据壮乡环境和当地人民的体质特点,总结出简、便、廉、验、捷的独特方法,颇具特色且疗效显著。罗家安擅长壮医针挑疗法,后期编著《痧症针方图解》(手抄本),书中记载了近80种病证的挑治方法,促进了壮医学的发展。行医50余年,罗家安治愈了诸多疑难危急重症,并将自身经验传授给30余位徒弟,培养了大量的学术继承人,促进了壮医药的流传与发展工作,是民国时期壮医药学派的开创者和奠基人。

广西蛇类资源丰富,蛇伤病人较多,以梁焯、谭桂华、梁家伦、余培南等为代表医家,蛇伤治疗疗效显著,颇具特色。

梁焯(？—1962年),男,广东鹤山人,幼年家贫失学,只读过两年书。20岁时,梁氏专程前往广州番禺沙湾拜蛇医王大顺为师,苦心钻研,历时三载,掌握了蛇的类型及其生活规律,熟悉捕捉毒蛇的方法,同时也积累了丰富的蛇药经验,擅长医治毒蛇咬伤。学成之后,他先后在广州、贵县、梧州等地生活,以捕蛇技术在蛇店作佣工,同时负责医治蛇伤,并出售蛇药,药效卓著。梁氏的代表著作有《梁焯治疗毒蛇咬伤验方》。

谭桂华(1911—1994年),男,广西陆川人,出生于陆川县大桥镇瓜头村,祖传蛇医秘技,10岁时即随父亲与兄谭达才二人流浪江湖,卖艺街头,捉蛇舞蛇,贩卖蛇药,生活窘迫近10年。其代表著作有《陆川县谭桂华兄弟治疗蛇毒秘方》《谭桂华治毒蛇咬伤经验》。

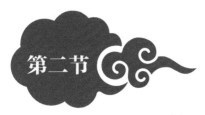

第二节

八桂医学与桂派中医人才培养发展

　　八桂医学源远流长,名家辈出,在薪火相传的过程中涌现出一代代优秀的中医人才,为八桂地区的中医药文化传承做出了卓越贡献。

　　八桂妇科流派肇始于民国时期,形成于20世纪50年代,该流派以桂派名医刘六桥、国医大师班秀文教授为代表,出现了陈慧侬、陈慧珍、李莉等著名医家。其学术特色包括强调女性以肝肾为本,以血为用,认为妇科临证须以脏腑辨证作为依据。治疗上着眼于调理脏腑气血,尤以肝肾气血为要,用药精专,善用花类之品。代表作有《班秀文妇科医论医案选》《妇科奇难病论治》《班秀文临床经验辑要》以及《班秀文医学文集》等。其中,班秀文为全国老中医药专家学术经验继承工作指导老师,2009年被评为首届"国医大师"。陈慧侬于2012年被评为首批"桂派中医大师",2017年被评为"全国名中医"。

　　八桂针灸流派兴起于清末,形成于民国,由光绪年间著名针灸医家左盛德先生始创,流派以罗哲初、罗兆琚、朱琏、李文宪、黄荣活、黄鼎坚为代表,重视针灸经典的研究与运用,注重学术传承与创新,推崇针灸子午流注学说,构建针灸外科治疗学体系,倡导缓慢捻针法,形成了颇具特色和影响的桂派针法。八桂针灸流派代表作有《内经针灸汇集》《针灸菁华》《新著中国针灸外科治疗学》《儿科推拿辑要》《新针灸学》《临床针灸学》《穴位埋线疗法》以及《黄鼎坚针灸临床集要》等。其中,黄鼎坚于2007年被国家中医药管理局评为"全国老中医药专家学术经验继承工作优秀指导老师",2012年获广西壮族自治区卫生厅、人力资源社会保障厅授予"桂派中医大师"称号,2022年荣获第二届"全国名中医"荣誉称号。

　　八桂骨伤流派溯源于先秦时期,形成于现代,以陈善文、梁锡恩、李桂文、朱少廷、韦贵康为代表,擅长以八桂特色药物和独特整治手法治疗骨伤疾病,在骨伤药物的研制和应用,以及脊柱相关疾病研究与手法治疗等方面成就突出,居全国领先地位。八桂骨伤流派代表作有《躯干骨折与脱位》《腰骶部筋伤》《实用中医骨伤科学》《脊柱相关疾病与手法治疗》及《实用骨关节与软组织伤病学》等。其中,韦贵康于2017年被授予"国医大师"的荣誉称号。

八桂蛇伤流派是广西地区内,形成于20世纪50年代,以梁焯、梁家伦、余培南等为代表的,对论治毒蛇咬伤具有独特的理论和诊疗方法的学术流派。代表作有《梁焯治疗毒蛇咬伤验方》《广西蛇医经验汇编》《中国蛇伤学》《民间蛇伤验方集锦》等。

壮医药学派以覃保霖、班秀文、罗家安、龙玉乾、黄瑾明、黄汉儒、朱华等为代表,专门从事壮族医药学的研究与应用,内容涉及壮族医学史、壮族医药学基础理论、壮医诊治特色、壮医方药学、壮医外治法、壮医临床、壮药学、壮族医药学文献、壮医药文化等,是国内著名的民族医药学派。善于运用壮医针灸疗法治疗疾病者被归为壮医针灸流派,形成于20世纪50年代末,以覃保霖、罗家安、龙玉乾、黄瑾明等医家为代表。壮医药学派代表作有《陶针疗法》《壮医药线点灸疗法》《中国壮医针灸学》《中国壮医学》以及《壮族医学史》等。其中,黄瑾明于2012年获广西壮族自治区卫生厅、人力资源社会保障厅授予"桂派中医大师"称号,2017年获中国民族医药学会授予"民族医药突出贡献奖",2018年获广西壮族自治区人民政府(以下简称自治区政府)授予"自治区民族团结进步模范个人"称号,2019年获人力资源和社会保障部、国家卫生健康委员会、国家中医药管理局授予"全国中医药杰出贡献奖",2022年荣获第四届"国医大师"荣誉称号。黄汉儒2007年被国家中医药管理局、国家民族事务委员会评为"全国民族医药工作先进个人",2012年获广西壮族自治区卫生厅、人力资源和社会保障厅授予"桂派中医大师"称号,2022年荣获第二届"全国名中医"荣誉称号。

瑶医药学派以刘杨健、莫莲英、戴斌、黄金官、覃迅云、李彤等为代表人物,专门从事瑶医药学的理论研究与临床应用,研究内容涉及瑶医药学基础理论、瑶医诊治方法、瑶医方剂学、瑶药学、瑶族医学史、瑶医药文化等。瑶医药学派代表著作有《中国瑶医学》《中国瑶药学》《实用瑶医学》《实用瑶药学》

《瑶医外治学》《中国现代瑶药》《观目诊病》《瑶医效方选编》及《瑶医常用药名录》等。

一、八桂医学传承特点

（一）师承为主，形式多样

八桂医学的传承形式自古以来一直延续着师承授受的传统医学教育模式，及至近代，民间传统医学的延续依然以跟师学习、家族相传为主。例如壮医药学派、八桂针灸流派、八桂蛇伤流派前期主要通过师带徒或父带子口传心授法脉要诀、独门技艺传播。由于当时生活条件艰辛，作为谋生手段的医学技法不能轻易外传，因而学者对于学术传播的态度较为保守，教育规模较小，培养的人才数量有限，不能满足当时广大社会群体对医疗保健的需求。

随着近代西方科学文化的传入，中医和西医之争愈演愈烈，成为当时社会论争的焦点，后来竟演变成为一股反对中医的思潮。从 1913 年 1 月北洋政府教育部公布的《大学规程》中完全没有中医药学方面的规定，到 1929 年 2 月震惊中医界的"废止中医案"，全国中医界都在为中医的生存和发展做着艰苦卓绝的努力。经过中医人士向政府请愿抗议"废止中医案"、提倡将中医纳入学校教育系统、统一中医教材等一系列努力，祖国医学最终才得到延续。从北平、上海、广州，到浙江、江苏、安徽，一些文化发达的城市和省份开始出现了中医社团，这些组织都将中医教育列入自己业务范围之内。全国各地的中医开始兴办中医教育，积极探索中医教育之路，其中不乏八桂医家的身影。八桂针灸流派代表医家罗哲初，在民国时期兴办针灸教育，分别于 1925 年和 1926 年在安徽开办两期针灸班，授徒 42 人。1931 年，罗哲初应张俊义之邀在宁波共同创办"中国东方针灸研究社"，期间开办了针灸讲习班以及针灸函授班，受教人员达 400 余人。另一位民国针灸家罗兆琚于 1935 年远赴江苏无锡，在中国针灸学研究社担任研究股主任兼编辑股副主任、针灸讲习所讲师兼训育处主任、针灸杂志社编辑诸多要职，参与讲授针灸学课程和编著多部针灸教材。

中医社团、研究社、传习所、讲习所、函授班等学堂式的中医教育逐渐传入广西,打破了八桂医学较为封闭的传统医学教育模式,丰富了八桂医学教育形式,同时为广西公办中医教育的发展奠定了基础。

(二) 与时俱进,勇于创新

广西公办中医教育的创立和发展,以新桂系时期为发端,受政治、经济、中医教育历史、地理位置、社会关系等多因素影响,在逐步发展过程中实现了八桂医学人才培养与时俱进、顺应时代发展潮流的教育创新和变革。

最初的广西公办中医教育主要以"医药研究所"为依托。1934 年 3 月广西省立南宁区医药研究所成立,1934 年秋广西省立梧州区医药研究所成立,1936 年秋桂林区医药研究所成立。1941 年,南宁、梧州、桂林 3 个区医药研究所合并,改称广西省立医药研究所。这些机构虽名为"医药研究所",实际上是中医职业学校。广西省立南宁区医药研究所是近代中国较早的公办中医学校。

1934 年,广西中医教育总结新经验,吸收新知识,不断改进教材,介绍和引进西方先进的医学理论,提高教学质量,培养新型中医人才,改变了中医药人才知识结构单一化的局面。新桂系时期的公办中医教育也对新中国成立后的广西中医教育事业影响深远,1957 年成立的广西省中医学校在教学机构设置、招生办法、培养目标、课程设置、临床实习安排、毕业就业等方面就是参照之前的办校模式开设的。值得一提的是,学生课程中西并重、教师分期讲授中法和西法、注重实践环节教学、师带徒模式、倡导医药不分家等办学经验至今仍被我国中医教育借鉴使用。

新桂系时期,广西公办中医教育巩固和提升了中医在社会上的地位,为广西中医的普及和发展奠定了基础,为新中国成立后广西中医教育培养和储备了优秀的人才,积累了丰富的经验。

(三) 道术相融,仁德为先

药王孙思邈在《备急千金要方·大医精诚》中云:"……故学者必须博极医源,精勤不倦,不得道听途说,而言医道已了,深自误哉。"又云:"凡大医治病,必当安神定志,无欲无求,先发大慈恻隐之心,誓愿普救含灵之苦。"成苍生大医，必须将"精"与"诚"作为从医生涯的最高追求，这是从道与术方面总结出的高标准，也是对习医者提出的严格要求。医者不仅要"精于术"，更要"仁于心、诚于道"。道术相融，仁德为先的理念，始终贯穿于桂派中医人才培养过程。

民国时期，我国鼠疫、天花、霍乱、伤寒、疟疾等瘟疫暴发频繁，当时广西名医陈务斋以擅治疫病闻名于世，在治疫方面有着丰富的经验。时任中国医学会副会长的何廉臣曾将陈务斋与张锡纯、萧琢如、丁甘仁等并称为"全国名医"。清末民初，广西容县、梧州地区时疫频发，陈务斋于1900年至1930年间多次亲临疫区救治患者，活人无数，鉴于其防治时疫屡建殊功，1935年国民党广西省政府主席黄旭初颁予其"十全著绩"大匾一幅、嘉禾勋章一枚，乡人则以"功同良相""术精学博"等匾额相赠。

民国时期的广西名医刘六桥曾说："名师出高徒，此其常也；高徒出名师，此其变也"。他平易近人，对待学生一视同仁，将数十年临床经验倾囊相授，还经常与学生共同研讨病例，详细评阅学生书写的病案，深受学生爱戴。刘六桥在开设诊所期间，曾主动带领学生时代的国医大师班秀文跟诊学习，并悉心指导。在刘六桥的指导和熏陶下，班秀文的医术日渐增长，而他的医德和风范更是深刻影响了班秀文，让其受用一生。

在国医大师班秀文的一生中，"道术相融，仁德为先"的善举不胜枚举。现存的十几本厚重的医案，印证了他行医数十年来治病救人无私、无悔、无怨的道德信念。他数十年如一日，坚持在业余时间为乡亲们义诊，亲切地对待每一位病人。班秀文还常常劝诫学生："病者，婴难也；医者，疗疾也。是故为医要有割股之心，悯怀从事，不图名利。"秉承着这样的坚定信念，他身体力行，将仁心仁术撒播在壮乡故里，撒播在行之所至。

二、桂派中医人才培养体系的形成与发展

千年以来，祖国医学的理论和技术在八桂大地传承、嬗变和发展，取得了丰硕的成果，造福了八桂人民。明清以前，八桂医学多以父子相传、师徒相授等方式传承。民国以后，学校教育与师承教育相结合，培养了一代又一代的中医专

业人才。

桂派中医人才有广义和狭义的概念,广义指的是掌握传统中医知识和技能,同时掌握广西区域民族医学特色的中医人才;狭义指的是广西中医药大学及其前身培养的中医学类专业人才。

桂派中医人才培养肇始于1934年3月成立的广西省立南宁区医药研究所,是一种以服务社会为目标,以政府政策支持为保障,院校教育与师承教育有机结合的现代中医人才培养模式。1934年8月,广西省立梧州区医药研究所成立。据雷殷主编的《广西民政施政纲要》(1937年出版)记载,广西省立南宁区医药研究所和广西省立梧州区医药研究所"毕业的人,多已派到各县服务,距离政府所要求的人数,还是很远,所以政府想在南宁梧州两区之外,增设医药研究所,期望可以多培养出应用的中医人才。"在此背景下,1936年8月,广西省立桂林区医药研究所成立。1940年《黄旭初演讲录》中记载:"梧州、南宁、桂林的三个医药研究所,亦拟合并办理,以期充实内容。"1941年,国民党广西省政府委员会第528次会议决议,"将南宁、梧州、桂林三个区医药研究所合并,所址设在南宁,改称广西省立医药研究所,由韦来庠任所长。"1945年9月,国民党广西省政府将广西省立医药研究所改组,成立广西省立南宁高级中医职业学校。据考证,1945年成立的广西省立南宁高级中医职业学校是当时全国唯一的公立中医学校,由于历史原因,1950年该校停办。1934年至1950年间,广西省立南宁区、梧州区和桂林区医药研究所,以及广西省立医药研究所、广西省立南宁高级中医职业学校的成立与发展,标志着桂派中医人才培养模式逐渐形成。

1956年8月,广西省人民政府正式批准成立南宁中医学校和梧州中医学校。1957年2月,两校合并更名为广西省中医学校,1958年,广西省中医学校升格为广西中医专科学校,纳入正规中医高等教育。1964年8月,广西中医专科学校升格为广西中医学院。2012年3月,广西中医学院更名为广西中医药大学。除1957年、1962年、1966年至1970年不招生外,每年都招收了医学类专业的学生。1965年以前的医学类专业学制为4~5年,1971年至1976年的医学类专业学制为3年,1977年至今的医学类专业学制均为5年。自1956年广西中医药大学恢复办学以来,中医学类专业一直是学校的主干专业,中医学类专业人才培养体系在60余年的发展中不断完善、不断成熟、不断系统化。直至2012年,最终形成了以桂派杏林师承班为核心,中医专业协同发展,强调中医经典教育,早跟师、早临床、多临床、反复临床的桂派中医人才培养模式。2019年,中医学被列为国家一流本科专业建设点,标志着桂派中医人才培养模式进入成熟阶段。

桂派中医人才培养的意义

广西地处祖国南疆,位于云贵高原东南边缘,地形以丘陵山地为主,兼有台地、平原、石山、水面等,地质条件复杂。区域所在的地理位置和气候环境的独特性,以及由此形成的风、暑、湿、火等致病因素导致的疾病的复杂性,加之广西丰富多彩的民族文化的交融影响,孕育出了具有鲜明地域特色和民族特色的八桂医学。八桂医学学术特色和文化传承赓续相传,根深叶茂。开展桂派中医人才培养,能更好地传承八桂学术思想和临床经验,有利于发展中医事业,培养中医储备人才,服务地方经济社会,辐射我国港澳台地区,推进国际文化交流。

一、发展中医事业

中医学是我国劳动人民几千年来与疾病作斗争的朴素经验的总结,是我国人民的智慧结晶,经过不断总结、不断充实逐步发展而成,其中不仅有宝贵的临床实践经验,而且有丰富的内容、系统的理论,至今仍有效地指导着临床实际。

广西的中医发展起步晚。《宋史·地理志》云:"广南东西路,人病不呼医药,惟祀鬼而已"。柳宗元的《柳州复大云寺记》云:"越人信祥而易被,傲化而恫仁。病且忧,则聚巫师用鸡卜,始则杀小牲;不可,则杀中牲,又不可;则杀大牲,而又不可,则诀亲戚,伤死事,曰神不置我已矣。"直至民国初期,广西一些地方巫医风俗仍盛行,严重影响了广西人民的生命健康。

1925 年,以李宗仁、白崇禧、黄旭初为首的新桂系政府开始执政广西。1929 年蒋桂战争爆发后,新桂系与国民党中央对峙,经济受到制裁。新桂系在政治、军事、经济、教育等方面数管齐下,标榜三民主义广西化,创导"三自""三寓"政策,提出了"建设广西,复兴中国"的口号,推行四大建设。这一系列政策同时推动了中医事业的建设和发展。1933年,广西省第一次行政会议决定"筹建医药研究所,补助本省医师改进其业务。"1934年,广西省务会议决议通过全省卫生保健计划,"分期成立各县卫生院及医务所,以资普遍推行各县乡村卫生医疗等保健工作,计广西全省九十九县,亟需县乡医药卫生人才其多,特分区设立医药研究所以作训练卫生人才的机构。"1934年后的广西省立南宁区、桂林区、梧州区医药研究所和广西省立医药研究所、广西省立南宁高级中医职业学校培养和造就了大批中医人才。1934年至1941年,南宁、梧州、桂林三所医药研究所先后毕业学生420名。1941年至1945年9月,广西省立医药研究所毕业班3个,学生共65人。中医专业毕业生被国民党广西省政府分配到原籍从事医疗服务工作。广西省立南宁区医药研究所的毕业生主要服务邕宁、武鸣、横县、田阳、田东、百色、龙州、靖西、宜山、永淳、同正、万承、扶南、绥渌、上思、思乐、明江、宁明、养利、左县、龙茗、西林、果德、镇结、隆山、那马、都安、凌云、西隆、田西、平治、万冈、向都、敬德、凤山、雷平、镇边、上金、凭祥、南丹、河池、忻城、天河、思恩、上林、迁江、来宾、宾阳、崇善、天保、隆安、乐业、天峨、东兰等54县(区)。广西省立梧州区医药研究所的毕业生主要服务苍梧、藤县、平南、容县、岑溪、恭城、富川、钟山、平乐、荔浦、修仁、蒙山、昭平、贺县、怀集、信都、北流、郁林、兴业、博白、桂平、象县、武宣、来宾、迁江、贵县等26县(区)。广西省立桂林区医药研究所的毕业生主要服务全县、桂林、阳朔、资源、安兴、灵川、平乐、荔浦、恭城、修仁、贺县、钟山、三江、罗城、宜山、东兰等16县(区)。这些毕业生有的担任基层医务所医生,有的担任基层医务所所长,有的担任医院院长等,他们在工作中推广中医,实践中医,不断提高了广西中医医疗水平和卫生防疫能力,在当时广西城镇和山区农村的医疗保健和防病治病中发挥了重要作用,为广西中医的发展奠定了坚实的基础。

自1956年广西中医药大学恢复办学后,学校认真贯彻落实党和国家的教育方针,紧密结合高等教育事业、中医药事业和产业、广西地方经济和社会发展的要求,在长期的办学实践中形成了符合实际情况、反映时代特点和要求、遵循教育规律和中医药学科发展规律的专业定位和发展思路,实现了中医学类专业的可持续发展。中医学类专业毕业生广泛分布在区内外的中医医院、民族医院、中西医结合医院以及综合性医院的中医类科室等单位和部门。在广西各级中医医院的技术和管理骨干中,有近 90% 是广西中医药大学中医学类专业的毕业生,他们为广西中医药事业的发展和广西人民的健康做出了重要贡献。2022 年,在广西具备中医执业医师资格证的医生中,有 60%~70% 毕业于广西中医药大学中医学类专业。广西中医药大学中医学类专业毕业生在广西 37 所公立中医医院、48 所县级中医医院的覆盖率均达到 100%,在广西 1 226 个乡镇卫生院(社区卫生服务中心)中医馆的覆盖率达 70%。广西中医药大学中医学类专业毕业生还积极投身基层卫生院服务,如南宁市横县平马良水村委卫生所、南宁市兴宁区三塘镇卫生院、隆安县雁江镇龙庄村卫生室、贵港市港北区武乐镇卫生院、柳城县沙埔镇卫生院、隆林各族自治县革步乡卫生院、平果市马头镇卫生院、贵港市东龙镇罗马村曾伟卫生室、桂平市马皮乡卫生院、桂平市南木镇合山村卫生所、上思县思阳镇卫生院、宜州市安马乡小隘村卫生所、玉林市福绵区新桥镇永宁村卫生室、玉林市玉州区大塘镇卫生院等。值得一提的是,广西中医医院、南宁市中医医院、柳州市中医医院、桂林市中医医院、梧州市中医医院、贵港市中医医院、贺州市中医医院、崇左市中医医院、百色市中医医院、防城港市中医医院、钦州市中医医院、北海市中医医院、宾阳县中医医院、马山县中医医院、隆安县中医医院、合浦县中医医院、藤县中医医院、永福县中医医院、灵山县中医医院、三江侗族自治县中医医院、恭城瑶族自治县中医医院、罗城仫佬族自治县中医医院等医院的历任院长或现任院长均是桂派中医人才培养的杰出代表。2020 年至今,中医学专业的毕业生还积极投身区外各级医疗机构服务,如广东、安徽、福建、贵州、海南、河北、河南、湖北、湖南、吉林、江苏、江西、陕西、四川、云南、浙江、重庆等省份和直辖市,以及重庆市大渡口区八桥镇卫生院、四川省邛崃市南宝山镇卫生院、陕西省黄龙县石堡镇中心卫生院等区外基层卫生院。

近年来,国务院等部门相继印发《中医药发展战略规划纲要(2016—2030年)》(国发〔2016〕15 号)及《中共中央 国务院关于促进中医药传承创新发展的意见》等系列文件,提出将中医药基础知识纳入中小学传统文化、生理卫生课程。在政策的支持和引导下,广西大力推进优秀中医药文化如中医中药、太极拳、八段锦等进校园,包括南宁市衡阳路小学、南宁市滨湖路小学、南宁市民族路小学、南宁市南湖路小学、南宁市园湖路小学、南宁市第十四中学等,以提升青少年文化自觉和自信,培植好桂派中医人才成长的沃土。桂派中医人才肩负着传承和弘扬中医药文化,推动中医药事业发展的使命。

二、培养中医储备人才

广西中医药大学及其前身是中医药人才培养的学府,是我国中医药教育的主阵地之一,是中华优秀传统文化的坚守者和传承者,培养了不计其数的高素质中医药人才。这些中医人才有的投身于广西医疗卫生事业,成为新中国成立后广西中医事业的中坚力量,有的投身于中医教育事业,为广西中医教育做出了重要贡献。如曾执教于广西省立南宁高级中医职业学校的韦来庠、黄汝绍、伍绍岐等在新中国成立后继续在广西中医药大学执教,其中韦来庠曾担任副校长一职;毕业于广西省立南宁区医药研究所和广西省立南宁高级中医职业学校的班秀文、秦家泰、曾敬宜、黄英儒、廖德富、江一萍、苏少云、覃文德等亦成为新中国成立后广西中医教育的名师。

自1956年学校恢复办学以来,经过60多年的建设,广西中医药大学及其前身的桂派人才培养工作取得了丰硕的成果,形成了一批具有扎实中医功底和地方特色的桂派中医人才。其中,国医大师有班秀文、韦贵康、黄瑾明;桂派中医大师有黄鼎坚、黄汉儒、陈慧侬;全国名中医有林沛湘、秦家泰、梁申、曾宜敬、周基邦、李士桂、黄荣活、李桂文、李瑞吉、李锡光、朱少廷、陈慧侬、荣远明、周培郁、徐富业、李廷冠、周德丽、方显明、蓝青强、董少龙、王力宁、黄贵华、林寿宁、蒙定水、黄有荣、邓家刚、韦英才等;广西名老中医有王登旗、肖继芳、陈慧珍、郑启明、徐光耀、杨文玉、钟立恭、贺若芳、闵范忠、叶庆莲、钱海凌、莫若林、玉振熹、周沛然、周文光、何元诚、周永华、翁惠、张勉、易光强、唐选训、雷力民、邓柏杨、覃学流、陈永红等;广西名中医有刘泰、郝小波、覃菁、庞勇、唐乾利、史伟、廖小波、邱全、李桂贤、黄家诏、宣伟军、张晓春、李忠业、韦艾凌、邓柏颖、黄立武、刘力红、方显明、肖振球、李莉、蒙木荣、植兰英、梁文旺、王大伟、卢玲、李寿斌、谢感共、邓家刚、李红阳、范郁山、林辰、戴铭、刘燕平、艾军、周红海、毛德文、钟远鸣、周宾宾、吴金玉、黄锦军、卢健棋、李双蕾、伦轼芳、庞宇舟、黄彬、陈锋、韦东、戴七一、罗志娟、何善明、周萌、叶日乔、农泽宁、杜艳、黄颖、赵彩娇、陈国忠、王振常、宾彬、冯纬纭、黄适、牛豫洁、李凤珍、李伟伟、张力、段戡、曾平、安连生、刘汝专、韦英才、林江、梁健芬、钟江、荣震、庞学丰、莫小勤、朱英、秦祖杰、唐耀平、唐爱华、何育风、林寒梅、陈斯宁、唐友明、黄国东等。

学校自 1999 年起开设中医学传统班,采取师承教育与院校教育相结合的模式,探索中医人才培养新模式。该班每年从中医学专业一年级学生中,选拔出 30 名品学兼优、热爱中医的学生,实施院校教育与师承教育相结合的人才培养模式,为学生配备临床导师。

2012 年,根据《广西壮族自治区人民政府关于印发广西壮族自治区壮瑶医药振兴计划(2011—2020 年)的通知》(桂政发〔2011〕61 号)的要求,广西中医药大学在开办中医学传统班经验的基础上,开设了桂派杏林师承班,旨在进一步深化院校教育和师承教育相结合的人才培养模式改革,培养桂派杏林学术思想传者与继承人。中医学传统班和桂派杏林师承班均强调"读经典、跟名师、做临床"的师承教育特色。桂派杏林师承班从第 2 学期开始为学生配备经典导师,第 4 学期起配备临床导师。培养过程中突出 3 大特点:①重视经典理论学习。增加四大经典必修课课程的课时,开设中医经典 - 临床综合课程,建立"经典研读室"学习交流平台,通过经典导师传帮带,引导学生学习经典并开展经典研读,营造"读经典、背经典、用经典"的浓厚中医经典学习氛围。②注重中医思维培养。在课程结构上,增设中医文化课程门类,如《中国传统文化与中医》《易学基础》《古代天文历法及气象学》《中医症状鉴别诊断》等,强化中医传统文化课程的学习,注重学生中医思维的养成。③强化临床实践,强调"早跟师、早临床、多临床、反复临床"。学校聘任桂派中医大师、广西名老中医、广西名中医作为其临床导师,学生从第 4~7 学期利用课余时间和寒暑假时间跟着临床导师抄方实践,学习导师的临床思维与临证经验;第 8 学期全程跟师体验临床,旨在帮助学生较为系统地学习和继承临床导师的学术思想、临床经验和技术专长,为培养具有地方特色的桂派杏林中医人才奠定基础。

学校在师承教育中,尤其注重广西地方中医流派学术思想和临床经验的传承和发扬,包括八桂妇科流派、韦氏正骨整脊流派等。以韦氏正骨整脊流派为例,1992 年,学校成立广西国际手法医学协会,2005 年,在纽约成功注册为世界手法医学联合会,其代表人物为第三届国医大师韦贵康教授。韦贵康教授创立了脊柱相关疾病学说,随着学说在世界各地,尤其是我国港台地区、东盟国家的传播和应用,韦氏正骨整脊流派逐渐形成。通过师承教育,学生对广西各中医流派学术思想和临证经验有了继承意识与传播能力。

经过 24 年的探索与实践,院校教育与师承教育相结合的桂派中医人才培养模式,造就了一批具有扎实中医功底、较强中医临床思维能力和实践能力的应用型中医人才,得到了用人单位和社会的广泛赞誉。学生的综合素质与中医临床能力在中国大学生医学技术技能大赛、大学生创新创业训练和挑战杯等创新创业大赛中得到了较好的展示。用人单位普遍认为院校教育与师承教育相结合的桂派中医人才培养模式改革,使毕业生质量有了明显提高,壮大了广西中医人才队伍,为中医药事业发展储备了不可多得的优秀人才。

三、服务地方经济社会

广西中医药大学在人才培养中充分发挥广西地区优势和特色,以高素质医疗卫生人才为引领,结合新知识新科技新成果,积极服务地方经济和社会建设,在向地方各级医疗卫生单位输送高素质人才的同时,充分发挥自身的影响力和辐射力,通过项目示范、技术推广、科研合作、进修培训等多种渠道,带动地方医疗卫生单位尤其是中医药机构共同发展,为推进健康中国建设贡献力量。如桂派名老中医黄英儒贡献的复方扶芳藤合剂药方,该产品从 1988 年上市至 2023 年已获得 1 项国际奖、6 项国内奖、3 项科技奖;1996 年被国家卫生部列为国家中药保护品种;1998 年列入国家基本药物目录;2000 年载入《中华人民共和国药典》;远销国内外,成为企业的拳头产品。

桂派中医人才还充分发挥社会服务职能,多次参与自治区政府有关中医药民族医药发展重大政策文件的起草和制定工作;积极参与"广西高校服务北部湾"行动;为玉林市政府编写《玉林市百亿元中医药发展规划》。专家深入广西医药企业,帮助企业解决关键技术问题,深入县镇企业、边远山区、边疆民族地区和革命老区,开展科技服务及推广等活动,支持乡村振兴;参与"教授、博士八桂行""中国中医药万里行"活动,赴广西 60 多个市、县、镇及乡村,为当地老百姓巡回义诊,为 200 多家基层医院提供技术培训,扶持基层医院发展,得到当地政府和群众高度评价。

在抗击新冠病毒感染行动中,学校培养的桂派中医人才从三尺讲台主动请缨到抗疫前线,从武汉、十堰、百色、上海到柬埔寨,都有他们的身影。他们以中医药视角深度介入预防、治疗、康复全过程,开展科研攻关,积极宣传普及防控知识,贡献着属于中医药人的智慧与力量。同时,还结合广西地区人群体质特点,创制"泻白清瘟饮"预防方,持续向南宁、百色等地的集中隔离点、定点医院,以及奋战在抗疫一线的工作人员、中高风险地区群众输送高质量的防疫汤剂和中药制剂,并免费提供给广大就医群众,全力以赴为人民健康保驾护航。

四、辐射我国港澳台地区

1987 年,广西中医学院开始接收港澳进修学生,1998 年招收第一批香港学历生,截至 2023 年累计招收港澳台学生 808 人(学历生 490 人,非学历生318 人),主要分布在中医学类专业。2008 年,学校首次开设全日制五年本科中医学专业传统中医"香港班"。该班采用小班教学,院校教育和师承教育相结合,强调传统中医的办学特色,每位学生均要拜一位资深中医专家为师,跟师学习(除规定的第五学年毕业实习外,还有为期 10 个月的临床跟师学习),在口传心授中学习并传承老师的独到经验。该班深受港澳学生欢迎,截至 2023 年已举办 13 届,招收港澳学生 347 人(其中澳门学生 3 人)。随着桂港澳传统医药交流的不断深入,学校先后与香港大学中医药学院、香港浸会大学、香港大学专业进修学院、香港中文大学 – 东华三院社区书院、香港医院管理局、香港博爱医院、港九中医师公会、香港中医骨伤学会等积极开展人员互访、讲学授课、短期中医进修、联合中医药科研项目活动,在各方紧密合作下,桂派中医人才培养获得长足发展。

五、推进国际文化交流

"一湾相挽十一国,良性互动东中西",广西沿海、沿江、沿边,区位优势明显,资源禀赋优越。自 1976 年起,桂派中医人才培养工作国际化发展,开始招收外国学生,首批学生为来自越南的中医短期进修生。截至 2023 年,先后有来自美国、澳大利亚、德国、越南、马来西亚、泰国等 43 个国家和地区的 3 000 多名学生,通过访学、进修等方式到广西中医药大学及其前身学习中医,促进了中医药国际化,加强了国际文化交流,为服务国家战略发挥了重要作用。学校充分利用地缘优势,积极与东盟国家和地区开展交流与合作,截至 2023 年 4 月,共培养东盟国家学历和非学历教育留学生累计共 1 255 人,其中学历生 482 人,非学历生 773 人(含汉语生和进修生)。目前东盟国家本科生主要来自越南、马来西亚、印度尼西亚;硕士研究生和短期进修生主要来自新加坡、马来西亚和泰国等国家,涵盖中医、中西医结合、针灸推拿、中药、中医骨伤、中医美容等专业。许多毕业生回国后,在本国各医院或家族诊所行医、经营药店,甚至在当地政府传统医药部门任职或在传统医药高校或中医培训学校任教,如黄保国任马来西亚中医师暨针灸联合总会会长、黄保民任秘书长,江庆亮任印度尼西亚中医协会雅加达分会会长等,积极促进了当地中医药的发展。

综上,广西中医药大学桂派中医人才培养体系已为 43 个国家培养了 3 000 多名学生,成为中国与东盟、欧盟、非盟、拉共体及上海合作组织、金砖国家等地区和机制开展合作的重要领域,为全球卫生健康事业治理提供了新思维、新路径,为构建人类命运共同体贡献了广西中医药大学的中医药智慧和力量。

第二章

桂派中医人才培养发展历程

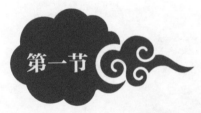

起步阶段(1934年—新中国成立前)

晚清至民国时期是我国历史上一段矛盾和冲突最激烈的时期,该时期我国既保留有浓厚的封建社会色彩,又面临着西方列强铁蹄的践踏、国内军阀混战的局面。在这样的社会背景下,国家的政治、经济、文化发展既受到传统封建社会原有特色的影响,又不断承受着西方的科学、技术、文化、思想的冲击和融合。此时期,中国社会的基本形态、经济、科学、卫生等制度环境发生剧烈变化,中西医两种不同医学并存的局面随西学东渐而无法回避和改变。在政府层面,中医的科学性被直接否定,中医的价值得不到认同,致使中医的发展受到极大限制,中医的存亡面临巨大危机。为了延续八桂医学薪火,1934年3月,广西省立南宁区医药研究所(广西中医药大学前身)成立,招收本科(与今"本科"概念不同)、别科各1班,至此正式开启了院校教育的桂派中医人才培养。

一、逆势而起,延续薪火——延续八桂医学的坚守与抗争

中医药废存之争贯穿了整个民国时期,这一争论甚至已不仅仅是中医药本身之废存问题,其核心在于传统中医业态在近现代社会制度转型下的张力与博弈。清末,以教会医院为代表的西方文化进入广西境内,西医随着传教士进入广西并被用来吸引民众信教,以医促教。朱凤林等认为传教士在广西开办医疗卫生机构的根本目的是服务传教,但随着历史的发展,其作用和影响实际上超出了宗教范畴,甚至与之相背离。其发展对当时缺医少药情况的缓解、民众疾病痛苦的减轻、医学人才的培养、民众个体与公共卫生意识的培养、不良社会习俗的改良都产生了积极影响。由此可折射出当时百姓对西医的接受程度对广

西本地中医产生了一定的冲击。

1913 年,袁世凯北洋政府改革大学教育制度,仿行日本明治维新的方针,公布大学课程分文、理、法、商、工、农、医七大类,而医类再分为医学与药学,完全不把中医列入课程,这就是著名的"教育系统漏列中医案"。北洋政府"教育系统漏列中医案"引发了近代医学史上首次中医的抗争救亡运动,通过各地中医人的努力,上海中医专门学校、广东中医药专门学校(广州中医药大学前身)分别于 1915 年、1917 年在内务部成功立案。此外,北京、浙江、江苏、山西、福建各地陆续涌现出一批民间自办中医教育机构。尽管如此,中医仍然被排斥在国民教育体系之外。在国外西医的强势冲击和国内政府无视中医"三不"政策(不支持、不鼓励、不提倡)的双重重压下,广西的中医人也开始意识到,必须组成团体,加深交流,提高治疗水平,扩大影响,才能巩固和加深中医在现实社会中的地位和利益。目前仍保存在桂林的《崇华医学会碑记》摩崖石刻,记载了广西近代由医师自发组织成立的医师团体崇华医学会。据研究显示,广西的中医团体至少在 1911 年就已经成立,已有记载的广西学术团体就有崇华医学会、南宁中医药研究会、大汉医药社、桂林中医研究社、柳州县中医中药研究会、神州医药会桂林分会、梧州中医学会、南宁市中医学会、龙州医药研究会分会、广西国医国药研究会、广西国医国药研究会柳州分会和南宁国医分会等多个,主要分布在南宁、柳州、桂林、梧州等经济相对较发达的城市。国内中医人士在南京、北京、上海、广州等文化经济中心奋起抗争,为中医争取地位,影响波及全国,广西中医界亦积极参加 1923 年 3 月 17 日的全国医药团体代表大会,密切关注争取中医权力的各项工作进展。从《崇华医学会碑记》来看,有的中医学术团体以交流研究和发展中医学术为主要宗旨,还兼有传授中医、教学相长、培训专门的中医人才的职能。可见,在民国早期广西中医界人士就已经在为延续中医集合聚力,同时也意识到加快中医传承、迅速培养中医药专门人才的重要性。

其后,随着 1929 年国民政府第一次中央卫生委员会议通过"废止中医"议案,明令"废止旧医学校",第二次公开压制中医教育事业发展后,一系列扼制中医发展的做法给民国时期的中医办学带来了极大的困难。我国中医药界一方面以办学形式进行艰苦的抗争,把兴办教育作为自救的途径;另一方面则更加深入地进行医学教育理论与实践的探索,从而丰富充实了近代中医学校教育内容。据不完全统计,20世纪30年代全国各地兴办的中医院校、讲习所或学社共计80多所,广西有组织、有规模的中医教育体系也由此逐渐成形。

民国时期,广西地区先后处于以陆荣廷为代表的旧桂系和以李宗仁、白崇禧等为首的新桂系统治之下。无论新旧桂系何者主政,统治者在广西地区皆采取了一系列政治、经济、教育等方面的振兴政策。如陆荣廷就任广西都督后公开宣布:"民国成立,首重教育,教育不兴,无论政治、军事、实业如何整顿,终难收完满之效果"。20世纪30年代,新桂系提出自卫、自治、自给的"三自"政策作为统治广西的基本原则,制定和颁布了《广西建设纲领》,提出"建设广西,复兴中国"的口号。新桂系为了巩固其在广西的统治地位,推行政治建设、经济建设、军事建设、文化建设。在此背景下广西地区医药卫生事业也得以发展。

1932年2月12日,国民党广西省公安局局长周柄南在国民政府内政会议上提议《拟请开办国医学校并验制国药案》,提出"①征聘学识丰富经验裕余之本国医师,共同编定系统之国学讲义;②于首都地方开办国医专门学校,造就科学化之国医人才"的意见。1933年4月1日,民政厅厅长雷殷在国民党广西省政府委员会第二十五次特别会议上提出,"将全省各县分为三大卫生区,以重人民卫生""在各医院附设中西医学校,分别养成中西医人才及看护人才"。此后两年内,连续两次有政府要员提出要兴办广西自己的中医药教育,促成了从1934年3月起至1936年秋在南宁、梧州、桂林三地分别成立广西省立南宁区医药研究所、广西省立梧州区医药研究所和广西省立桂林区医药研究所。1941年,国民党广西省政府将南宁、梧州、桂林三所医药研究所合并,改称广西省立医药研究所。1945年,广西省立医药研究所改组为广西省立南宁高级中医职业学院,直至1950年学校停办。从1934年至1941年,南宁、梧州、桂林三所医药研究所先后有毕业生420名。从1934年至1945年,广西的中医药机构虽名为"医药研究所",却一直在行中医教育之实。

在传统文化饱受非议和批判、中西方医学剧烈碰撞的时代大背景下,广西无法回避西医的冲击和当时国民政府几欲"废止中医"的政策,将中医办学机构命名为"医药研究所",由此可见其中无奈。民国时期广西兴办的中医教育虽较北、上、广等大城市起步晚,但却与其他地方有明显不同。1934年至1949

年前后 15 年间,广西省立医药研究所的主要办学经费均由国民党广西省政府拨发,为广西中医药人才培养提供了极大的便利。教导主任及事务主任、会计员由国民党广西省政府委任,军训主任教官由国民党广西省军管区司令部委派,教职员及公役分别比照广西省高级职业学校设置,员役名额及公费支给按暂行标准之规定设置。在办学经费划拨上,1934 年至 1936 年医药研究所隶属于国民党广西省民政厅,经费由卫生教育费拨给,学生一律自费。1936 年医药研究所改属国民党广西省教育厅,经费由职业教育费拨给,学生仍属自费入学。1941 年秋三校合并后,仍隶属于国民党广西省教育厅,经费由职业教育费支给,学生自费入学。1943 年春至 1945 年 9 月,各教职员除照领薪俸外,另补助大米,学生每月亦发放大米。1945 年 9 月以后,学校隶属于国民党广西省政府,由政府拨发学生每月补助(粮食副食费),并根据政策不断调整。

从 1915 年至 1935 年,放眼国内,上海中医专门学校、广东中医药专门学校、浙江兰溪中医专门学校、铁樵函授中医学校等一批有影响的中医学校均为股东出资办学,其他各地兴办的如河南中医专门学校、湖北中医专门学校、福建中医专门学校、长沙明道医学校等,均未有证据显示其有国家财政的支持。因而,广西省立南宁区医药研究所被认为是近代中国较早的公办中医学校。在当时政局混乱的时代,广西中医办学坚持时间之久、培养医学人才之多实属罕见,这也为桂派中医药人才培养及教育工作的发展奠定了坚实的基础。

二、中西并重,锐意改革——开展院校教育,引入西医教学

自广西众医药研究所成立之初,即采用招收本科(与今"本科"概念不同)、别科各 1 班的招生办法。自此,桂派中医教育正式开启了院校教育,与之前中医教育多采用师承、家传的方式明显区别开来,为桂派中医教育的发展奠定了良好的基础。

广西省立南宁区医药研究所成立之时,由在中央国医馆担任第一届理事的广西籍医师刘惠宁任所长;广西省立梧州区医药研究所由在中央国医馆担任第二届理事的廖寿銮任所长。

1935 年 1 月,国民党广西省政府发布"指令南宁区医研所规定该所学级应

与高级职业学校同等由"的文件,指出:"呈悉据请,规定该所学级等情,查该所简章第九条学员资格及第十条修业年限,均与高级职业学校规程相合,该所学级应与高级职业学校同等。仰即知照此令。"1935年4月,国民党广西省政府发布了"指令梧州区医研所饬知该所学级应与高级职业学校同等由"的文件,肯定了广西这些医药研究所的公办职业教育地位。1934年,国民党广西省政府特致电下达"以采用科学方式整理中国医药,改善疗病及制药方法为宗旨","检发中央国医馆整理国药学术标准大纲草案"等政令,使教学活动有章可循,反映了我国近代中医药改革的具体措施确实是由中央传播到地方,亦反映出广西公办中医教育和公办职业教育的专业性。

广西省立医药研究所编列课程有统一标准,广西各地医药研究所的课程组成和课程训练基本一致。1936年国民党广西省政府成立广西省立桂林区医药研究所时,自1934年即在广西省立南宁区医药研究所任教的韦来庠被任命为所长。韦来庠曾于1925年至1930年在广东中医药专门学校系统学习中医,在中医为顺应社会变革而谋求出路的剧烈变革时期,韦来庠正于广州求学,是近代中医发展进步的亲历者和参与者。

以刘惠宁、廖寿銮、韦来庠为代表的一批广西中医家和教育者深知在中西医抗争思潮的影响下,中医要想重新回到医药卫生事业的前沿阵地,不能局限于中医本身,除了要坚持传承中医学术精华外,还需积极引入当时国内中医教育界提倡的"研究中医中药为主,采择西医西药为辅,沟通交换,养成完全医药之人才,以注重实习,慎重民命,永保国粹""习中医兼习中药,由中医以通西医;葆全旧学而灌输新理,一炉共冶,弃短取长"的教学理念,积极引入现代大学教育先进理念,以学科为基石发展中医药院校教育。同时,学校充分考虑广西当时的社会医疗条件和自身发展需要,结合实际情况确定了课程"中西医药学科均备,为适应县极端农村需要之医药人才,训练要切实际应用、且能自给自足为主"的办学宗旨。

当时广西的中医教育在课程设置上,采取分科大纲的方式,将学科定位为中医基础学科与中医应用学科。中西医重要学科均被列入必修课程,中医各科教授时间占全部课时的四分之三,西医教授时间占四分之一。其中中医课程包括:国文、医学史、内难概要、伤寒学、杂病学、温病学、药物学、古方概要、针灸学、内科学、妇科学、伤科学、诊断学、疮科、喉科学、眼科学、痘疹证治等。西医课程包括：生理学、解剖学、病理、种痘学、卫生学、药物学、细菌及免疫学、诊断学、内科学、外科学、法定传染病及防疫、营养学、小儿科学、眼科学、妇产科学、西洋医学史（近代医学史）、耳鼻咽喉科学、齿科学、皮肤病及花柳病学、法医学、卫生行政等。

在教材选择上，既有著名书局出版的教材，如《古方概要》（中华书局）、《杂病学》《伤寒学》以及陆渊雷的《金匮要略今释》《伤寒论今释》等，又有自编教材，如《中医诊断学》《温病学》《针灸学》《痘疹证治》等，各研究所还将历年沿用的广东中医药专门学校之讲义作为范本，加以整理研究编写成自编讲义。

为了培养基层所需的实用型中医人才，正确评价学生的学业，医药研究所制定了严格的考试制度：考试成绩及实习成绩平均分在 60 分以上者方准毕业；平时上课迟到、早退过 5 分钟者即作缺课论；中途退席虽得教师允许，但超过 5 分钟亦作缺课论；每学期学生缺课满上课时数五分之二者，不得参加学期考试；学期成绩不及格，50 分以上者于下学期开课前准予补考一次，50 分以下者准随班学习 3 个月后举行重习考试，成绩仍不及格者，即令退学，补考不及格者亦同；一学期内补考科目满二分之一者，不准补考，即令退学。

医药研究所面向全省招生，县选和研究所考试相结合，招生对象要求为初级中学以上学校毕业或有同等学力，年龄在 20 岁以上、30 岁以下，身体健全，无不良嗜好，有医学常识。招生考试科目包括党义、国文、卫生常识，1945 年后加考理化、史地。学生修业及实习期满成绩及格者发予毕业证书，并呈请国民党广西省政府分派至各医疗机关服务。国民党广西省政府还规定了各区医药研究所毕业学员的服务办法及其工作之津贴数目。

这一时期，桂派中医人才培养从政策到教学人员设置、招生、办学经费、学生毕业安排等方面均已经较为完善，教学培养模式包括课程设置、教材选择、成绩考核等亦均与现代大学教育方式接轨。尽管此时期的桂派中医教育仍处于摸索前行的阶段，但能够由政府出面组织实施，在全国中医药教育困难重重的情况下依旧坚持进行实属难得，而这在当时全国的中医药教育界也属于极为突出的。

1926 年至 1941 年,广西的政治环境及社会环境相对稳定,为广西地区的中医药发展提供了一方净土,一时间,广西中医药界呈现出短暂的欣欣向荣之局面。尤其是在 1941 年,广西当局下令将三所医药研究所合并,将所有师资集中到南宁后,学校教育形成了教学资源相对集中、人才济济的新局面,教师教学和学生学习的积极性都大有提高。当时南宁的中医药界有伤寒、温病学派之分,其中刘惠宁、程柳平、刘伯伦擅长治疗温热病,黄榑门擅长治疗伤寒之疾,张汉符、覃布初擅长治疗儿科疾病,黄啸梅精于脉学,刘六桥擅长治疗杂病,梁顺泉专治眼疾,李星如专长骨伤科等。八桂医学流派的传承与发展也多得益于该时期的医家们,如八桂妇科流派的刘六桥,八桂骨伤流派的陈善文、梁锡恩,八桂针灸流派的罗哲初、罗兆琚、李文宪等均为该时期的代表人物,他们或勤于著述,或尤善临床,或教学相长,为广西中医药界保留了得以传承发展的火种,有力促进了桂派中医教育的发展。

三、医教协同,促进发展——教育与服务并重,支持广西卫生事业

广西地处边陲,自古远离中原政治文化中心,境内多山脉丘陵,地瘠民穷,遍地盗匪,当时又经连年战乱,残破不堪,导致广西财力物力贫乏。当时西药基本都需要从国外进口,其价格昂贵、获取不易,故纯用西药实非中国医疗事业建设最合理之选择;且西药生产之权多在西方大国,若全用西药,则救命存活之大权全交于外人,中华民族生存无以得安全之计。而广西山区居多,特别是农村地带,"稍僻地方,数十里内无西医西药,病者岂不坐以待死?"中医药具有"简、便、廉、验"的优势,广西中草药资源丰富,且 20 世纪 30 年代前后国民党广西省政府大力支持中医教育,发展中医事业,对中国医疗建设发展具有重要的作用。

据李华文研究结果显示,民国时期两广 200 余个县市中,每年约有 1/3 的县市遭遇疫病侵袭。据广西省卫生处 1940 年报告,全省"发现疫症共一百五十九处",发生天花 34 县、脑膜炎 22 县、赤痢 16 县、疟疾 18 县、白喉 2 县、霍乱 2 县,"其他未详者多起,因检验设备缺乏,诊断不明者亦不在少数"。从 20 世纪 30 年

代末开始,两广疫病频数便呈现急剧增加之势,1939年、1940年、1943年、1946年4个年份疫情极重。广西省立南宁区医药研究所就曾设有种痘传习班。另外,南宁、梧州、桂林三个医药研究所在痘疹流行时期,每每派痘医赴广西各地种痘防病,参与预防接种和计划免疫工作。中医药在鼠疫、霍乱、白喉、痢疾、疟疾、流行性脑膜炎等恶性传染病中发挥了重要作用。

同时,国民党广西省政府分别于广西南面、东南面和北面的三个重要城市开设了医药研究所,其招生和就业范围几乎辐射到整个广西,同时面向山区,实行定向招生和面向基层分配,向全省输送医疗人才,切实发挥服务社会的作用。

1936年,国民党广西省政府"电知各县医院等请委中医办法",通知"省立医学院,梧州、桂林各省立医院,柳州、龙州、百色各省立院筹备处,南宁、梧州各省立医药研究所,各县政府……本所别科毕业学员,除十数人奉钧府饬派前往各县服务外,其余各员均无工作。理合造具该员等一览表,随文呈请钧府,察核转饬各县就地录用,实为公便。"1938年5月18日,国民党广西省政府规定了各区医药研究所毕业学员的服务办法以及其工作之津贴数目,医药研究所学员工作之后,其服务期"受县津贴者定为三年,完全自费者定为二年,在服务期内每月支生活费最低为二十元,均由服务机关支给"。由此可见,国民党广西省政府除了设立教育机构外,还为其毕业生提供了就业机会。毕业于各所公立中医学校的学生,大部分在县乡医疗机构行医或自行开办医务所,甚至能在一段时间内获得固定的生活保障,这对维持医疗人才在基层服务的稳定性,进一步巩固中医药服务基层、服务社会的定位发挥了非常重要的作用。

1942年冬,为改变学生临床实践不足的困境,广西省立医药研究所正式创建附属医院,名为"广西省立医药研究所附中医院"(现为广西中医药大学第一附属医院、广西壮族自治区中医医院),此为近代八桂大地历史上第一所中医院。中医院附设于所内,设门诊、住院两部,为的是"供学生临床实习,俾学理与事实参照,养成其医学之切实知识与技能,尚扫除空谈之弊,以求真实确切的进步"。

在国民党广西省政府的扶持下,广西省立南宁高级中医职业学校还创办了实用药物种植场和制药合作社,以"把全部国药,以科学方法提取精华,务达到适应现代需要的新国药"为目的,创始改进中药,使提炼后的中药可立即服用,免除煎煮药之麻烦,同时保存药物原有性能,不因提炼而变化,疗效要比原煎熬更准确,并缩小药物的体积和重量,使之便于携带,经提炼后的药品可久放不坏。中药被提炼为"流膏""干膏""水液""粉末"等制剂,提炼后制为成药的有补血妇科专药复方当归精、疮疖外涂专药火炮疮散、补气强身专药生活灵、呕吐霍乱专药和中水、痢疾专药涤痢平、伤科拨骨专药太极丹。这一做法打破了中药传统的煎煮方法,是国药改进的一种尝试。

值得注意的是,此时期桂派中医人才培养的临床教学,除了贯彻"俾学理与事实参照,养成其医学之切实知识与技能,扫除尚空谈之弊"的指导原则外,在学生全面实习各临床科目的基础上,还坚持结合师带徒方式进行教学。如校长韦来庠每次门诊均带两名学生,要求学生跟其临证,学生通过临证学会问闻望切的基本功,学会其学术专长。这种师带徒方式使中医传统的教学方式在新兴的院校教育中得到传承,为中医药教育发展积累了一定的办学经验,培养了一批中医骨干,同时也为新中国成立后广西省中医学校的创建打下了坚实基础。

纵观古今,所有事物均处于漫长的历史长河之中,其发生、发展、变化不可避免地被镌刻上时代的烙印。民国时期八桂医学的发展深受当时社会环境的影响,带有浓烈的民国色彩。在这样的背景下,桂派中医教育事业虽得以进步,但其发展必然具有一定的局限性。

1934年至1941年间,广西省虽允许成立三所中医专门教学机构,但因时局所限只能称其为医药研究所,亦不准将其称作学校。当时三个研究所的所长均有着较强的政治背景,如广西省立梧州区医药研究所的所长廖寿銮为黄旭初的兰谱弟兄,广西省立桂林区医药研究所的所长韦来庠是当时桂系高级将领韦云淞的侄儿,而广西省立南宁区医药研究所的所长黄啸梅既是南宁当地名医,又是当地豪绅。由此可见,在当时的环境下,中医发展举步维艰,必须依托一定的势力才能勉强生存。而且,当局政府因财力物力所限,学校办学经费不足,部分学生在毕业之后只好自行开业,这在一定程度上也限制了广西地区中医药事业的发展。

七七事变之后,面对日本的侵略,国内政局更加混乱不堪,广西亦不能独善其身,各城市学校不得不疏散到乡村地区进行教学活动,如桂林区的医药研究所被迫疏散到三江县,梧州区的医药研究所被疏散到藤县耘垌乡海禄村,只有南宁区的医药研究所没有被疏散。桂林、梧州的医药研究所被疏散后,因新地偏僻,物资条件极差,继续办学困难重重,而抗战时期当局政府更是无暇顾及,其处境便更为艰难。1941年至1945年,三所医药研究所合并,学生集中到南宁上课,中医药教育颓势有所挽回,但日军的狂轰滥炸对教学影响很大,干扰了教学活动的正常进行。混乱的社会环境极不利于中医药教育的发展,严重影响了教育的连贯性,甚至导致学校无法开展教学活动。

民国时期八桂医学的发展遇到废止中医思潮、政局不稳、政府支持力度不足、资金匮乏等种种困难,这些因素均在一定程度上限制了其发展,但在如此不利的环境中,八桂医学依然能够冲破层层阻碍,顽强地向上生长,可见其自身强大的生命力及中医界前辈为此所做出的巨大努力。

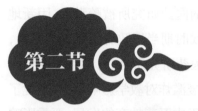

第二节

探索阶段(1956—1998 年)

1949 年,中国刚刚成立,百废待兴。在国家一穷二白的情况下,广西中医药事业需要重新起步的难度可想而知。幸运的是,振兴事业的核心是人才,而1949 年以前在广西从事中医药教育的老一辈教师和中医有生力量一直留在广西,为新中国成立后桂派中医人才培养保留了重要的人力资源。从 1956 年广西中医药大学恢复办学[①]到 1976 年,学校的桂派中医人才培养走过了一段艰苦卓绝的道路,而后,在中国共产党的正确的中医政策指引下,国家中医事业重新获得了新生,桂派中医教育开始逐渐恢复元气,经过努力探索,克服重重困难,逐步实现办学的规范化、规模化。

一、复兴之初的探索历程

(一) 重组新生,新中国成立后恢复办学

1956 年 8 月,广西省人民政府正式批准成立南宁中医学校和梧州中医学校,张惠民任校长,翟世杰任中共党支部书记,原广西南宁高级中医职业学校校长韦来庠任副校长。1956—1957 年间,全校教职工共 55 人。当时的师资来源,除两校合并时的 24 名中西医教师(中医 20 名、西医 4 名)外,还从全省各地延聘名医,遴选师资,教师队伍发展到 30 余人。早期的中医教师有骆一樵、卢宏道、林鸣泉、覃文德、庞仲越、韦来庠、黄汝绍、张惠民、伍绍岐、秦极仁、林沛湘、班秀文、梁启春、黎鸿钧、黄英儒、秦家泰、梁申、曾宜敬、廖德富、温逸林、江

---

① 1950 年学校停办,1956 年南宁中医学校成立,学校恢复办学。

一萍、王鸿琛、叶蔓卿、梁益年等；西医教师有徐守中、董智民、钟嘉龄、王文冰、黄展、禇瑞生等。其中班秀文、林沛湘、秦家泰、曾敬宜、黄英儒、廖德富、江一萍、苏少云等教师是 1949 年以前在三个医药研究所或中医职业学校学成毕业的。班秀文、秦家泰、曾宜敬、黄荣活、李士桂、周基邦在新中国成立后被评为广西中医学院著名教授和全国首批名老中医。

1956 年，南宁中医学校招收第一届中医医疗专业学生 200 人，梧州中医学校招生 50 人。次年 2 月，两校合并，更名为广西省中医学校，校址在南宁市津头村南湖畔，学校建筑面积共 3 100 平方米。学校设中医医疗 1 个专业，开设 24 门课程，中医课程学时数占业务课总学时的 74%。

学校成立 11 个教研组，即经史教研组、方药教研组、诊断教研组、伤寒金匮温病教研组、内科教研组、妇儿科教研组、针灸教研组、外伤五官教研组、西医教研组、政治语文体育教研组、函授科。由于教师人数少，教研组与开设课程不完全配套，多数教师兼几门课，担子较重。加之白手起家，没有现成教材，没有教学大纲，大部分中医教材靠自编，教学遇到不少困难。但具有强烈的继承发扬祖国医学遗产责任感和事业心的教师们刻苦钻研业务，认真教学，勤勤恳恳地在艰难条件下探索前进。

（二）不断进步，逐渐成长

1958 年，全国各地先后成立了 13 所中医学院。中共中央宣传部、卫生部，国务院文教办公室的领导同志号召全国各省、市、自治区要加速创建中医院校。当年，广西壮族自治区人民政府批准广西省中医学校升格为广西中医专科学校。学校升格后，教学改用全国中医高等院校统一教材，且随着招生人数的逐步增加，教师教学能力也渐渐不能满足高等教育的需要。当时学校比较重视师资的培养，曾安排中医教师分批到南京、广州、上海、成都等早期成立的中医学院进修学习，以期为以后办学及教学质量的提高提供良好的基础。遗憾的是，同年秋天，"大跃进"风浪席卷全国，当时全国各地纷纷掀起大办钢铁的群众运动，在这股热潮的推动下，全校员工全力以赴投入大炼钢铁运动及建校劳动，以过多的劳动教育代替全面教育，学校正常秩序被打乱，教学活动受到较大干扰，直至 1959 年中共中央召开的教育工作会议强调了认真贯彻教学为主的方针，这种偏向才开始纠正,教学工作恢复正常。

(三) 探索尝试,积极改革

1. 积极践行师带徒,培养青年教师

新中国成立以后,中医药事业在毛泽东主席和周恩来总理的高度重视下,得到了很大的发展。1956 年 4 月,卫生部遵循中医药发展规律,颁布了《关于开展中医带徒弟工作的指示》。1958 年 2 月,卫生部发出《关于继承老中医学术经验的紧急通知》。全国各地相继制定了一些学习办法和规定,大多数采取师带徒或配备助手跟老中医学习的形式。一直到 1964 年前后,学校一批名老中医如骆一樵、林鸣皋、庞仲越、覃文德、林沛湘、何文梓、秦极仁等均配备了助手,以师带徒的形式培养年轻教师,此举对迅速提高师资素质卓有成效。著名针灸学专家朱琏,也是在那一时期培养了一批针灸高徒,为学校后来针灸专业的建立与发展打下了基础。

2. 克服经济困难,探索教学新方法

1960 年至 1962 年,国家经济处于非常困难的时期,学校粮食及物资供应严重不足,师生员工的生活十分艰苦。在这种困难条件下,党组织团结广大群众,同甘共苦,一边坚持正常教学工作,一边组织建校及生产劳动。1960 年春,学校为了加强对学生基本理论、基本知识、基本技能(简称"三基")的教育,在西医各科大胆试行基础理论到临床知识整合的"一条龙"教学法。由于课程内容多、分量重,学生压力大,教师授课也难以适应,因此"一条龙"的试点教学方法短期内即自行终止。放眼现在,即便是目前国内领先的医学院校开展临床医学的整合课程教学改革都需要不断尝试、不断摸索,花费了将近 10 年才基本成型。学校早在 1960 年就已经提出此破冰设想并付诸实施,其改革魄力和实践精神令人感叹。

3. 西医学习中医,中医向好发展

1958 年起,政府开始提出"西医学习中医"口号,这一年学校首次招收学制两年半的西医学习中医班。在这一政策的推动下,中西医结合工作发展迅猛。虽然实践工作中存在一些问题,人们也没有深刻认识到中医和西医属于两

种完全不同的学术体系,其理论基础和研究方法截然不同。但总体来说,这一时期中医政策向好,中医师承教育得到了发展。

4. 加强师资培养,引领学生提高

1962 年,中共中央提出了"调整、巩固、充实、提高"的八字方针,教育部颁布了《直属高等院校暂行条例(草案)》,高等院校教学工作受到重视。为集中力量做好调整工作,广西中医专科学校暂停招生。经自治区政府批准,广西中医专科学校与广西中医药研究所、广西壮族自治区中医院合署办公。从建校至1962 年,学校已培养出许多中医大专毕业生,还不定期举办中医、针灸函授班、中医进修班、中药班、西医学习中医班等,办学经验不断丰富。1956 级至 1959级部分优秀毕业生留校任教,另外,北京中医学院、成都中医学院、广州中医学院、山东中医学院等兄弟中医院校还输送了一批优秀毕业生来校任教,师资力量得到进一步充实,专业教师发展到 85 人。学校教学设备也得到了新的补充,至此,一个比较完整的、系统的中医教学组织初具规模,中医专科学校向中医学院迈进的基本条件已经成熟。1964 年 8 月,经自治区政府批准,呈报国务院备案,广西中医专科学校升格为本科层次的广西中医学院。学制由原来的 4 年改为 5 年,办学规模扩大到 600 人。开设课程增加到 28 门,教研组发展到 21个。教学秩序进一步强化,规章制度更趋完善。

(四) 十年动荡,徘徊跌宕

1966 年 6 月,"文化大革命"开始。学生"停课闹革命",进行革命"大串连",许多教职员工也被卷入了进去,整个学院处于瘫痪状态。不少老干部和知识分子遭受迫害,不少仪器设备、图书资料及档案被破坏。1966 年至 1970 年,学院停止招生。1966 年 12 月至 1968 年,当时在校学生曾陆续进行"复课闹革命"。1968 年 9 月,"军宣队""工宣队"进驻学院,成立革命委员会,主持学院工作。

1970 年秋,经广西壮族自治区革命委员会批准,将南宁医学专科学校并入广西中医学院,原医专附院改为广西中医学院第二附属医院。次年 2 月,按照特定历史时期的办学方针,学院招收第一批工农兵学员近 200 名,学制定为 3年(另加补文化课半年);招收西医学习中医班学员 90 名,学制 1 年;开设课程

压缩为 17 门,教材大部分为改编、自编。教学内容强调中西医结合,教学的主要形式为面向基层。实施"开门办学",即第一学年学完基本理论以后,第二学年将教师与学员编成若干教学分队,到农村基层县医院及公社卫生院进行教学,第三学年开始临床实习。1971 年至 1976 年间,学院招收工农兵学员 6 届共 1 298 人。

按照"医药兼修"的原则,学院于 1971 年 5 月建立广西中医学院制药厂。1976 年,学院内重新建起一所药用植物标本园,栽培药物 700 余种,供师生学习研究之用。

(五) 拨云见日,云开月明

党的十一届三中全会以后,桂派中医人才培养工作拨乱反正,各项教育活动得以迅速恢复,健康发展。首先贯彻落实党的干部和知识分子政策,认真清理冤假错案,为在"文化大革命"及历次政治运动中受到错误处理的同志平反昭雪,恢复名誉,调动了广大干部教师的积极性,很快出现了安定团结的政治局面。为了振兴中医药事业,适应社会需要,学校立足改革,狠抓中医特色,扬长避短,发挥优势,重新修订教学计划,从恢复招生制度入手,对办学方向、培养目标、教育结构、专业设置、课程及教材等各方面都进行了一系列的改革,逐步走上了多形式、多渠道、多层次培养合格中医药人才的办学道路。1977 年,国家恢复了高考招生考试制度,中医学专业学制由"文化大革命"时的 3 年改为 5 年本科,学校中医学专业本科办学终于恢复到正轨。

1. 队伍建设走向科学化

1978 年以后,学院开始以职称评定为抓手,大力提高教师队伍建设水平。学院重视对青年教师的培养,有计划地选送一些思想政治端正、学业成绩优良,具有良好素质的毕业实习生到重点中医院校附属医院实习,学习各家之长,回校后经过严格筛选,择优留院任教,这对避免"近亲繁殖",促进学术繁荣大有好处。在职的青年教师通过参加各种师资培训班、助教进修班的学习,进一步提高基础理论水平。学院还鼓励青年教师报考各类研究生或国外进修生继续学习深造,一批学有专长的青年教师脱颖而出。教学年资长的教师主要是边工作、边学习,学院为其提供外出短期进修、参加专题学术交流会(包括邀请有关专家学者来院传授经验)、派出国内外考察等学习渠道。总之,各类教师都拥有学习更新专业知识、提高业务水平的机会。

2. 专业方向走向多样化

为了适应广西地方医药卫生经济发展不平衡的状态,培养适应从农村基层到发达城市各层次需要的中医医疗卫生人才,学院结合自身实际情况,开始拓展建立针灸本科专业与骨伤科本科专业。1988 年,中医骨伤科专业(5 年)正式开设,1989 年,针灸推拿学专业(5 年)开设。

3. 学科建设走向系统化

学科发展是教学实施的基础,中医药科学研究也随之迅速开展。1987 年,学院成立传统医药研究所,下设中草药研究室、针灸经络研究室、中医肺脏研究室、骨伤科研究室、壮医研究室、医史文献研究室、中医电脑研究室、气功研究室,有组织、有计划、有重点地开展课题科研。其他教师和附属医院的医务人员及附属制药厂的科技人员,在做好教学、医疗、生产工作之外,也踊跃申报课题开展科研工作。有的与专职科研人员合作共同攻关,有的与院外有关单位联合分兵合击,取得了一批可喜的科研成果,丰富了教学内容,提高了教学质量。

4. 课程建设逐渐体系化

为了突出中医特色和优势,学校从 20 世纪 80 年代初即开始调整各专业的课程结构和学时比例,重点进行中医基础课程的分化与组合,重新制订针灸与骨伤专业的教学计划和课程设置。全院共开课 70 门,其中公共课 18 门。按专业分,中医学专业开课 42 门、针灸专业开课 34 门、骨伤专业开课 39 门。此外,学院还开设了各种选修课共 13 门,设 41 个教研室和 24 个实验室(包括教学实验室、电教室、计算机及语言实验室等)。学校内部的单位建制也根据医学教育的规律和特点安排,所有基础类学科课程教学任务全部由校本部教师完成,临床课程则交由两所直属附属医院完成,以强化学生临床实践能力,探索院系合一的教学运行模式。

5. 教学条件不断完善

在党和政府的关怀下,学院的办学条件和生活环境得到明显改善,包括新建了图书馆、药学大楼、解剖楼、大学生俱乐部、体育馆及多栋学生宿舍楼。校内环境建设围绕中医药办学特色开展,逐步形成绿树浓荫、药香浓郁的花园式校园。学校还不断完善教学、科研仪器设备的配备,尤其是重点充实电化教学设备,为教学、科研创造了良好的条件。图书馆藏书、各种期刊不断丰富,为教学、医疗、科研信息和资料的获取创造了较好的条件。

6. 实践教学基地建设水平不断提高

随着办学规模的不断扩大,学院教学基地的建设也迅速发展。两所直属附属医院均新建了病房大楼、门诊大楼,完善了其他配套设施建设,病床增加到 900 余张,日平均门诊量近 3 000 人次。临床科室以及医技科室设置日臻齐全,内、外、妇、儿、针灸、骨伤、痔瘘、推拿、神经、眼、口腔、耳鼻喉、皮肤、理疗、急诊科等一应俱全。传统的大内科、大外科随着病重病例的增多逐渐按系统分化,颇具中医临床特色的一批专科及专家诊室相继建立,为后期临床实践教学增添了新内容,提供了教学保障。

随着改革开放的不断深入发展,学校对外影响也越来越大。例如,多次派出针灸专家参加援外医疗工作,骨伤、针灸等学科专家教授多次受邀到我国港澳地区及新加坡、泰国、澳大利亚、苏联等国家进行讲学。此外,还接收了一批从泰国、新加坡、英国、法国、澳大利亚、美国等国家前来学习针灸、骨伤、推拿、壮医药线点灸疗法的进修生。1988 年初,学院与澳大利亚澳洲针灸学院签订联合办学协议书,1991 年发展成为友好学院。这一系列对外活动,不仅加强了学院与这些国家和地区医药卫生界的友好合作,也有助于桂派中医走向世界,扩大桂派中医在国外的影响。

二、探索阶段的办学经验

学校于 1964 年正式恢复中医学本科教育,一直坚持党的四项基本原则,特别是党的十一届三中全会以来,全面贯彻党的教育方针,坚持社会主义办学方向,端正办学指导思想,使桂派中医人才培养可持续健康发展。学生思想稳定,要求进步,努力学习,刻苦钻研,体魄健壮,精力充沛,较好地完成了本科教育计划;学校也在本科教育走向正轨后的 20 余年间,实现了中医本科教育目标,积累了丰富的中医药院校教育教学经验,取得了丰硕的教学成果。

(一) 多渠道多举措强化以德育人

20 世纪 80 年代末,国家高等中医本科教育的根本任务是培养社会主义建设实际需要的有理想、有道德、有文化、有纪律的高级中医专门人才。这是贯彻党的教育方针,实现高等中医教育为社会服务、振兴中医事业的关键所在。学校坚持德智体全面发展的人才培养方针,注重提升学生的思想政治素养,坚持把抓好学生思想政治工作放在首位,着重做好"三个加强"工作,即加强学生政工队伍建设、加强教师教书育人、加强社会实践育人。

1. 加强学生政工队伍建设

首先是加强思想政治工作的组织领导,形成一支以专职为主、兼职为辅的思想政治工作队伍,即以系为单位设一名专管学生工作的党总支副书记,每个年级专业班增设兼职班主任岗位,直接管理班级思想政治工作,有力地保证了思想教育的顺利开展。其次,不断提高政治辅导员的专业素质和工作本领,一是对于不适合做学生思想工作的人员坚决调整;二是在本科毕业生中选留一批品学优良的学生担任政治辅导员,使学校思想政治工作队伍的专业素养和年龄结构都发生了根本性的变化,有专业基础的辅导员对进一步做好学生思想政治工作非常有利。

2. 加强教师教书育人,寓思想教育于专业教育之中

1987 年 4 月,时任国家教育委员会主任的李鹏在中国教育工会第三次全国代表大会上讲话时指出:"培育社会主义新人,包括加强和改进学校思想政治工作,主要的途径就是依靠教师教书育人"。学校先后在教师中组织了教师育人报告会、学风建设问题讨论会等系列讨论,倡导教师在教学过程中做好表率,课上课下以各种方式身体力行配合政治辅导员做好学生思想政治工作,培养学生良好的职业道德,树立良好校风学风,进一步加强教师教书育人职能。学院还把教师教书育人作为教学检查的一项重要内容进行考核,强化了德育的实施过程。

3. 加强社会实践育人,引导学生自我塑造

20 世纪 80 年代末期,学校学生多数社会阅历浅,思想单纯幼稚;且适逢改革开放政策起步不久,国家迅速发展所产生的巨大信息量与学生自我发展速度、适应力形成巨大落差,学生易受社会大环境影响导致思想不稳定。学校在坚持抓好思想道德教育、专业教育、法纪教育的同时,还强调要抓好形势政策教育,如举办战斗英雄报告会等主题讲座。此外,学校每年都组织 1~2 次中大型社会实践活动,通过参观学习、调查研究和为民服务等活动,带领学生走入社会,体验生活。从 1986 年起,每年组织学生利用暑假回乡围绕中医药发展现状开展社会调查实践活动。活动结束后,学生在老师的引导下,举行各种类型的社会调查见闻报告会。这些措施和办法引导着学生积极主动思考,通过交流产生思想的碰撞,从而在一定程度上帮助加深了学生对党的方针政策的理解,提高了学生的政治觉悟,增强了学生的社会责任感,让学生逐步实现正确价值观、人生观、世界观的自我塑造。

(二)深化改革,不断提高教学质量

提高教学质量是中医教育事业赖以发展的根本。学校认真学习和贯彻中共中央 1985 年颁布的《中共中央关于教育体制改革的决定》,积极稳妥地开展各项教学改革,在改善办学条件、加强师资队伍建设、优化课程体系建设等方面做出了极大的努力。学校加强课堂教学质量规范化管理,通过制定和实施课堂教学质量标准,加强对课堂教学质量的监管,提高课堂教学效果。除要求教授、副教授等教学骨干必须完成教学任务以外,强调课堂教学要贯彻启发式教学原则。学校规定各基层教学组织每个月至少有两个下午要开展教学法学习研究,组织开展"如何上好一堂课"的专题讨论,对教学内容的设置进行充分讨论,减少课程间重复的教学内容,受到学生的欢迎。

(三)加强教育与社会的横向联系

学校根据社会经济发展需要适时调整专业教学计划,及时反映社会对人才的要求,保证教育为社会服务的作用,提高人才培养计划与经济社会发展需要的契合度。学校对当时的医疗行业进行了详细调查,发现针灸、骨伤科医师仅

占临床中医师的 3% 左右。基于此调查,学校不断从中医专业中孵化细分方向,于 1988 年开设骨伤科专业,1989 年开设针灸推拿学专业。

(四) 人才培养突出中医特色、地方特色

学校坚持遵循中医药教育规律,使中西医课时比例始终保证在 7∶3 左右。课程分类方面,不仅在专业课程设置上突出中医特色,在体育课等公共课中也增加了太极拳、太极剑、气功导引等中医特色传统保健体育项目,还增开了中医伦理学、中医文献检索、中医心理学、中医急救等选修课或专题讲座。同时,学校及时将壮族医药研究成果融入教学,为学生开设了壮医药线点灸疗法方面的讲座和选修课,教学计划突出地方民族特色,使学生毕业后更能适应少数民族地区医疗保健的需要。

(五) 加大教学资源建设,拓展中医实践教学内容

学校努力尝试电教改革,1986 年录制教学录像片 22 部(辑),其中的《骨伤科手法》《壮医药线点灸疗法》等经中央、湖北、福建等电视台向社会播放,获得一致好评。此外,学校还努力拓展中医类课程的实验课,锻炼学生的实际操作能力,包括增设针灸学实验、方剂学病案讨论、中药学饮片识别等实验课程,试行开展了中医实践教学。

(六) 加强实习管理,提高学生临床工作能力

桂派中医人才培养历来提倡学生 "早临床、多临床、反复临床"。因此,抓好实习管理,提高临床教学质量,是提高整个本科教育质量的重要保证。

1. 加强直属附院教学管理

学校非常重视两所直属附院在教学工作中的作用和地位,不断加大对直属附院的教学投入,持续更新教学设备,积极完善教学管理制度。1995 年,学校实施 "院院合一" 管理制度,将临床医学院与直属附院合并,指派学校专任教师在直属附院各临床科室轮岗,这样既可协助医院开展临床医疗工作,又能完成临床教学任务。医院临床科室全部纳入学校统一管理,学生的后期教学全部由直属附院承担,实施严格的后期教学管理制度,以满足学校临床教学的需要。

2. 加强对广西实习医院教学条件的评估

学校加强对广西各实习医院的教学管理,保留医疗条件和技术力量达到实习要求的医院,对于教学条件不足的医院取消实习点资格,将原来 43 个实习点压缩为 8 个,重新制订中医学专业学生的毕业实习方案,把 90% 以上的学生安排在直属附院及各地市中医院实习,切实保证临床实习的质量。

3. 实施实习巡回教学检查,督促实习计划的落实

由校领导带队深入各实习医院进行为期 1 周以上的实习巡检,除了检查实习计划的落实和及时解决其中的问题,对学生的临床知识及技术操作进行现场考试外,随队专家还积极在各实习医院开展学术讲座、教学查房、会诊、医疗示范等活动,既检查了实习成效,又给予实习医院技术支援,进一步密切了学校与实习医院的关系,提升了临床教学同质化水平。

4. 交换实习,取长补短

学校自 1981 年始与南京中医药大学开展合作,互派优秀学生到对方医院进行毕业实习。1984 年,学校进一步扩大省外实习点开展学生互派交换实习,包括成都、广州、湖南、湖北、河南等地的中医学院。这种交换实习的做法,对于学习借鉴其他院校临床教学的优点,改进学校临床教学工作大有益处,也是提高毕业实习质量的有效措施之一。

(七) 充分利用第二课堂教学提高学生综合素质

学校积极开展形式多样、内容丰富、与专业教学相关的第二课堂活动,使教学从课堂延伸到课外。一是围绕专业开展的各类专题讲座,开阔学生视野,增长知识;二是组织成立学生课余科研小组,由专业教师指导学生开展科研实践活动,帮助学生初步掌握科研选题设计、实验操作、资料处理及论文撰写等要领,锻炼学生的科研动手能力,研究课题包括针麻经络、针灸得气理论、壮医药线点灸疗法、体温调定点、中医教育研究检索等各个方面。其中,针灸得气理论研究小组撰写的科研论文曾在南宁市针灸学会学术报告会上演讲,受到好评。学生在第二课堂活动中看到了中医学的科学性和实用性,增强了对中医的信心,激发了学习中医的热情,从而提高了学习效果。

(八) 加强制度建设,强调教学规范化管理

学校根据国家教育委员会的有关规定,修订了《教师工作规范》《教研室暂行工作条例》《党政干部兼任教师职务的暂行规定》《临床教师管理规定》等15份教学文件,促进了学校教学管理规范化建设。当时学校还广泛与国内高水平中医药院校开展合作,与湖北、湖南、广州、河南四省的中医学院协作制定了中医、中药、针灸推拿3个专业各门课程的质量标准。在学生管理方面,修订了《学生学籍管理条例》《学生成绩考核实施细则》,制定了考试规范,实施科学的教学评价管理;制定考试违纪相关管理规定,严格遵守考试巡查制度,严肃考试纪律。在教师管理方面,要求教师运用统计学方法处理考试成绩,开展考试评价结果分析,对考试成效做出合理评价,分析考试情况所反映的教学问题,反向指导教师调整教学策略,优化教学手段。

(九) 开展教学质量评价管理

学校制定了院、处、系、教研室四级领导听课评教制度,规定院长、教务处处长、系主任、教研室主任每学期都要深入课堂听课,并以此作为考核教师课堂教学质量的依据之一,加强了教学领导对教学的督促和管理。

学校从1956年恢复办学到改革开放初期,为广西中医教育事业做了大量工作,桂派中医人才培养工作逐步走上正轨,人才培养规模不断扩大、质量不断提升,有力支撑了广西医疗卫生事业的发展。以学校1977—1980级的本科毕业生为例,2000年时已有40多人分别担任各地市、县级中医院院长、副院长,药厂厂长,副厂长,技术科长等职务,成为广西中医药队伍中的生力军。

改革阶段（1999—2011 年）

如果只满足现状,那我们将无法进步。以现代大学院校教育模式发展为蓝本的桂派中医人才培养在不断的探索和改革中,取得了长足的进步,但同时也面临着一些伴随着发展而来的问题,如人才培养高度同质化、地方特色不鲜明、毕业生的中医思维培养有待加强等。面对问题,桂派中医教育的改革者们深知中医药教育就是逆水行舟,不进则退,必须时刻保持善于思考、积极进取、勇于改革的态度,才能激发出中医旺盛的生命力和强大的竞争力。因此,学校从 20 世纪末就开始重新审视 1956 年以来桂派中医人才培养的得与失,并结合八桂医学传承模式寻找问题根源,最终以 1999 年开设中医学传统班为标志,较早在国内开展了中医院校教育和师承教育相结合的人才培养模式,走上了桂派中医人才培养的创新之路。

一、中医人才培养院校教育的回顾和思考

（一）纵观全国各地中医院校,回顾中反思

新中国成立后的 50 年间,国家一直推行中医现代院校教育。1968 年以后,国家和地方政府投资建成了 24 所本科中医院校,以及一定规模的中专、高职中医学校,一些综合性的医科院校也设置了中医学或相关专业,中医院校教育的规模不断壮大,成为国内中医学教育的主流。

院校教育模式有运作规范、专业设置合理、教学内容全面、服务面向广、现代化水平高等诸多优势,可以实现人才培养的标准化和教育管理的规范化,很

好地与现代教育制度相接轨。这一时期的专业课程体系设置了中医基础课、西医基础课、中医临床课和西医临床课等,国家也统一出版了相关课程教材,内容规范全面,有利于组织规范化教学。

通过几代人接力传承和不懈努力,国内高等中医药教育渐趋规范,一支高素质、高水平的专业教师队伍组建了起来,同时也在短时间内为国家薄弱的中医事业及时补充了一批能够奋斗在医疗一线的中医人才。院校教育成就突出,对当代中医事业的贡献不言而喻,但其弊端和不足也逐渐明显。

1. 理论与临床实践结合不够紧密

由于现代大学教育是基于学科结构搭建的知识体系,按照学科—专业—课程的教学路径,需要将传承几千年的中医理论按上述路径剥离重构,但是中医学理论体系本身就是一个围绕着基础理论拓展诊疗、药物、临床实践的经验过程,理论知识和实践结果相互自洽自证,是一个有机整体,从中医学理论体系中剥离出最底层的基础理论形成学科课程后,甚至难以找到与之相匹配的实验和实践教学内容,严重削弱了临床实践在中医人才培养过程中的重要作用,无法将中医学基础知识理论与临床实际密切融通。同时,中医临床经验的产生需要不断的实践和总结,最终才能对理论进行升华。因此,分段式的中医院校教育将理论教学和临床实践教学割裂开来,不利于培养学生临床能力。

2. 个性化培养不足

班级教育的同一性改变了中医传统师承教育的个性化塑造,面对同一专业学生,采用同样的培养方案、统一的教材,难以做到因材施教。同时,中医专业课程较多、学时有限,学生自由学习的时间不足,不利于学生的个性化发展。

3. 优秀传统文化和中医经典教育不足

院校教育对传统优秀文化的传承教育少,缺乏传统文化、古代哲学知识的塑造,以及对中医经典著作的研习不足,学生对中医中药本质内涵的理解往往不够深刻,难以掌握中医中药的精髓。

上述问题表明,单一的院校教育模式已经不能满足高质量中医人才培养的需要。与院校高度统一的班级教育模式相比较,传统中医师承授受的教学方式有值得借鉴的地方。院校教育临床实践方面由于缺少师承教育,难以培养出中医功底深、中医临床思维强、临床辨证能力佳的中医人才,因而也就无法充分发挥中医的特色优势。第一批国家级非物质文化遗产项目同仁堂中医药文化代表性传承人关庆维提出:现有的文化环境造成当今学生很难具备深厚的中国传统文化背景,难以在中国传统文化的背景下构架中医的象思维,难以构架出天人合一的衡动观,难以掌握用阴阳五行进行辨证论治,去纠正人体偏性的状态。

(二) 聚焦桂派中医教育,前行中思索

20 世纪 90 年代,广西中医学院一批教务管理者敏锐地意识到,学校高等中医药教育恢复办学以来,经过 40 余年的发展,虽然实现了人才培养的规模化、标准化,但仍然存在着人才培养模式单一、传统中医特色优势蜕变等问题。无论是课程结构,还是教学内容方面,40 余年来的变化都不大,每门课程都强调自身的系统性和完整性,从总论到各论,理论基础皆相通,从而造成教学内容大量低水平重复,激发不了学生的学习兴趣,不能适应社会对人才的需求。针对这些问题,学校就如何转变中医教学观念、调整人才培养方案、克服中医学专业 "大而统一"、培养学生 "千人一面" 的教学模式问题进行了充分的探讨。

1990 年,人事部、卫生部、国家中医药管理局发布《关于采取紧急措施做好老中医药专家学术经验继承工作的决定》(人职发〔1990〕3 号),在全国推选500 名中医名家,每位老师配备 1~2 名理论与实际均有一定基础的中年助手,以师带徒的形式传授医学知识和个人的临床经验,跟师方法主要是跟随老师在门诊或病房诊治病人,记录老师的医疗活动,并将有效的临床经验进行记录和总结。这种模式虽然不是以本科生作为培养对象,但此项工作给学校开办本科课程层次的师带徒教学模式带来了很大的启发。1998 年下半年,学校在广泛召开座谈会和充分调研论证的基础上,根据当时 "保持和发扬传统特色,走现代化的道路" 的办学理念,对开办中医学传统班进行了广泛论证。

二、"新师承" 思路下桂派中医人才培养的改革与实践

经过广泛论证与周密部署,1999 年,学校开设中医学传统班。中医学传统

班以培养高质量的传统中医药人才,培养桂派名中医为培养目标,开展了以下改革:①增设中国古代天文历法等传统文化课,深入改革课程内容与教学方法,加强学生中国传统文化素质教育;②强化中医经典学习,深化中医理论教育,培养学生中医思维;③以中医执业考试内容为导向,合理安排西医知识模块的教学;④以跟师问诊的方式恢复师徒授受的教学模式,继承名中医学术精华,补充学生临床实践教学的不足。中医学传统班的开设,标志着学校在国内中医药本科院校中较早开展院校教育与师承教育相结合人才培养模式改革,打出了一套优化课程体系设置、改革教学内容方法、加强中医经典教学、强化考核结果、回归中医传统的组合拳,走出了一条中医药人才培养的新道路。纵观国内中医药高等教育,1999 年前后实施本科中医师承教育的院校凤毛麟角,学校开办的中医学传统班,以及开展的一系列改革措施,对中医药高等教育的改革与创新做出了非常有意义的尝试,以下为中医学传统班的人才培养改革实践。

1. 培养目标

选拔一批具有一定中国传统文化知识储备,对中国古代哲学理解力和领悟力比较出色,对中医学兴趣浓厚的学生给予重点培养,通过院校教育与师承教育相结合的人才培养模式,培养一批具有较为扎实的中医理论与临床知识、诊疗技能突出、能适应广西医疗卫生事业发展需要的高素质中医人才。

2. 学制与教学安排

中医学传统班专业学制 5 年,在二年级初遴选学生组成班级,原计划于8 个学期完成的课程教学压缩至 7 个学期完成,第 7 学期为学生确定导师及举行拜师仪式,第 8 学期进行完全跟师学习,第 9、10 学期回到常规的实习阶段进行临床实习。

3. 择优选拔学生

按自愿报名、择优录取的原则,学校从中医学、针灸学等专业中选拔出学习成绩优良(根据学生前一年中医基础理论、中医诊断学、中国医学史、医古文等中医课程的成绩进行排序选拔)、对传统中医药有着浓厚兴趣、有志于振兴祖国中医药事业的学生共 30 人进入该班学习。

4. 优化课程设置

在中医学传统班开设的课程设置上,除了开设执业医师西医必考科目的课程外,中医主干课程以古汉语基础、中医典籍训诂、易学基础、《黄帝内经》、《神农本草经》、《伤寒论》、《金匮要略》、温病学、中医基础理论、中医诊断学、中药学、方剂学、中医各家学说、中医内外妇儿临床各科、针灸学、推拿学、中医文献学、中医论文写作等25门课程为主线,同时开设中医语言文化、古医籍阅读训练、中医心理学、《难经》选读、古代天文历法及气象法、壮医药线点灸、手法医学、广西常见中草药等14门选修课程。

5. 开展师承教育,强化实践教学

中医学传统班采取一师一徒制,规定学生跟师诊疗时长,保障教学实践效果,并在制订实践计划时增加了见习和实习的课时,各门中医临床课程的见习与理论课课时比例达到了1∶1。学生需提前半年进入毕业跟师实习阶段,总实习时间为1年半。

6. 强化毕业考核

毕业考核时除了技能操作(体格检查、无菌技术考核)、病历书写及方剂考核、内科答辩外,其他科答辩与中医学专业相同。在第8学期实行"师带徒"临床学习期间,中医学传统班学生必须在指导老师带领下完成个人跟师学习计划,完成读书笔记、病例临证记录、医案整理记录、阶段性跟师汇报、跟师心得体会、跟师总结等学习任务,以及撰写至少1篇经验总结论文。

师承教学的实施,取得了良好的实践成效,每位学生均能收集50例典型的中医诊疗病例,完成1篇跟师实习总结,其中有些还整理成论文在全国公开期刊上发表。学校对2002—2004年中医学传统班学生进行调查发现,中医学传统班学生的综合评价(自我评价和带教教师评价)较好,在"中医学基础知识掌握""中医诊疗技能掌握""临床辨证思维能力""灵活运用中医经典理论能力"等方面的平均得分与普通中医专业学生比较有显著差异;在实习量化考核得分、实习效果与普通中医学专业学生比较无显著性差异,表明中医学传统班学生在完成所有教学任务后,毕业前所具备的能力除了达到中医专业的基本要求外,在中医临床思维、中医经典临床应用等方面的能力要优于普通中医班的

毕业生。同时,中医学传统班学生的就业率(含研究生升学)也优于普通中医本科班,2003届、2004届、2005届、2008届、2009届中医学传统班学生的就业率分别为90%、93%、95%、88%、90.91%,比普通中医班高7%~10%。从这个统计结果来看,院校教育与师承教育相结合的人才培养模式对于提高人才培养质量具有重要作用,也能够培养出满足社会发展需要的实用型人才。

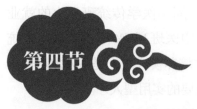

发展阶段（2012 年至今）

党的十八大以来，党中央坚持把教育作为国之大计、党之大计。学校坚持和加强党对教育工作的全面领导，以立德树人为根本任务，以为党育人、为国育才为根本目标，以服务中华民族伟大复兴为重要使命，传承精华，守正创新，不断深化桂派中医人才培养教学改革。2012 年，学校在全面总结 1999 年以来中医学传统班人才培养成效的基础上，开设桂派杏林师承班，标志着桂派中医人才培养进入新的发展阶段。

一、桂派中医人才培养改革背景

改革开放以来，党中央、国务院高度重视中医药工作，中医药事业取得了显著成就。但同时我们也要清醒地看到，中医药事业发展还面临不少问题，不能很好适应人民群众日益增长的健康需求。

2009 年 4 月，国务院发布的《关于扶持和促进中医药事业发展的若干意见》（国发〔2009〕22 号）明确了"中西医并重"的方针，提出了加快中医药发展的若干举措。为落实党中央相关文件精神，加快广西中医药民族医药发展，广西壮族自治区人民政府于 2011 年 11 月发布《关于加快中医药民族医药发展的决定》（桂政发〔2011〕60 号），明确加快广西发展中医药民族医药的重要性和紧迫性，提出实施壮瑶医药振兴计划、建立健全中医药民族医药人才培养体系建设等重大工作任务，开展遵循师承培养规律的教育教学改革，积极探索和实践符合中医药民族医药人才成长规律的培养模式，以培养广西本土的中医药民族医药人才。

与党中央、国务院对中医药振兴发展的要求以及人民群众对中医药振兴发展的期盼相比,目前桂派中医人才培养仍存在职业信念根基有待进一步巩固、经典传承能力有待进一步加强、学术创新能力有待进一步提高等问题,学校应积极寻求有效途径与方法以进一步强化学生职业道德、临床能力、创新精神培养,助力桂派中医传承赓续和创新发展。

二、桂派中医人才培养改革思路

(一) 改革目标

全面贯彻落实国家和自治区中医药民族医药发展政策,从中医药人才成长规律出发,进一步深化院校教育与师承教育人才培养模式改革,培养出一批热爱中医药事业、中医药理论功底深厚、技术精湛、医德高尚、具有良好创新精神和应用能力的中医药人才,传承桂派中医学术思想和临床经验,为培养桂派中医大师奠定基础。

(二) 改革思路

1. 道术相融,重视医德培养

对于道与术的共同高标准,正是中医事业弘扬与发展对习医者提出的严格要求。医者不仅要"精于术",更要"仁于心、诚于道"。要推动桂派中医人才培养发展,就要将"立德树人"的教育思想与"大医精诚"的价值观相融合,不断深化"三全育人"(即全员育人、全程育人、全方位育人)改革,创新思政教育模式,不断提升思政课程和课程思政质量,将思想政治工作贯穿于人才培养全过程。除此之外,还要打造精品社会实践项目,将实践社会作为帮助学生了解国情、开阔眼界、增强研究能力、提高责任感及使命感的重要渠道。

2. 突出中医师承,强调理论与实践相融合

学生在跟师过程中,应对其中疗效好的病例进行收集和整理,并达到规定的例数。导师应对病例进行确认,并对学生的临床思维进行评价。跟师完毕后,学生要对导师的学术思想进行总结。

3. 实施学业导师制,重视融合创新能力培养

中医药体系是系统的、开放的医疗体系,新时代的中医人才要有开放包容的胸怀和开阔的视野,要能够融合领会中医与西医、传统医学与现代医学各自的优势,在将来的工作中,还要能够与时俱进,促进中医药与现代大健康产业的创新发展。因此,学校要为学生配备学业导师。学业导师由中西医多学科交叉的教学科研创新团队成员担任,通过带领学生进实验室、进科研团队、进企业,培养学生的学科融合思维,使其具备优秀的多学科理论知识基础与实践应用能力,为复合型中医创新人才成长提供坚实保障。

4. 强调经典,重视中国传统文化学习

桂派中医人才培养课程体系采用先中后西的模式,强调对中医经典的学习教育。除中医四大经典外,还对《景岳全书》《温病条辨》《医林改错》《医宗金鉴》等中医古籍的学习,以及《难经》选读、古代天文历法及气象学、易学基础等传统文化课程开设的必要性进行综合论证,尽可能将其纳入课程计划,让学生更好地掌握历代中医各家学说,了解中医文化与中国传统文化的深厚渊源,全链条抓好学生的中医思维培养工作。

5. 注重特色,传承壮族医药文化

把壮医药学术成果转化为教学内容,编写壮医药系列教材,如《壮医药线点灸学》等,将壮医药纳入中医专业课程体系。同时,学校还开展壮族"三月三"系列活动,丰富学生第二课堂,培养具有地方特色的中医人才。

三、以桂派杏林师承班为改革试点取得的教学成效

基于以上改革目标和思路,在自治区政府和自治区中医药管理局的指导和项目支持下,学校于 2012 年正式开设桂派杏林师承班,标志着桂派中医人才培养改革进入了新阶段。截至 2023 年,桂派杏林师承班已经走向工作岗位的学生有 2011 级、2012 级、2013 级、2014 级、2015 级、2016 级、2017 级、2018 级等 8 届共 363 人,2019 级 40 人正在实习阶段,2020 级、2021 级、2022 级共119 人在校就读。

在桂派杏林师承班的改革与实践的基础上,桂派中医人才培养工作再一次迎来发展。

1. 形成区域特色中医药学术融入中医人才培养体系的有效途径

学校积极发掘区域中医药特色并将其融入桂派中医人才培养体系,包括以国医大师班秀文为代表的八桂妇科流派、以国医大师韦贵康为代表的八桂骨伤流派、以国医大师黄瑾明为代表的壮医针灸流派,以及内涵丰富、学术思想和诊疗技术独具一格的壮瑶医药流派,并以第一课堂、第二课堂为载体,以学业导师、经典导师、临床导师"三导"接力传承的方式,形成了"理论挖掘 — 传承吸收 — 实践创新"的教学路径,帮助学生更好地传承桂派中医学术思想和临床经验。

2. 专业和课程建设进一步加强

学校中医学专业于 2015 年顺利通过教育部专业认证,2019 年获评为国家一流专业、广西本科高校特色专业及实验实训教学基地(中心)建设项目;桂派杏林师承班核心主干课程均被列入国家级或自治区级一流课程。

3. 人才培养质量进一步提升

桂派杏林师承班学生的综合素质与中医临床能力在中国大学生医学技术技能大赛、大学生创新创业训练和挑战杯等创新创业大赛中得到了较好的展示。2017—2022 年,获全国中医药健康文化知识竞赛全国总决赛冠军 1 项,中国大学生医学技术技能大赛中医学赛道铜奖 1 项,中国大学生医学技术技能大赛团体三等奖 1 项,广西中医药健康文化知识大赛团体一等奖 1 项、三等奖 1 项、最佳表现奖 1 项,"互联网 +"大学生创新创业大赛二等奖 1 项、三等奖 1 项。毕业生考研率从 2016 年的 14.29% 上升至 2021 年的 64.29%。2020—2022 年,执业医师考试通过率 100%。学校在梧州、玉林、贺州、河池等地的医疗机构进行毕业生用人单位调查,用人单位普遍认为,与其他中医学专业毕业生比较,桂派杏林师承班毕业生在专业知识、技能、经典应用等方面均有一定优势。

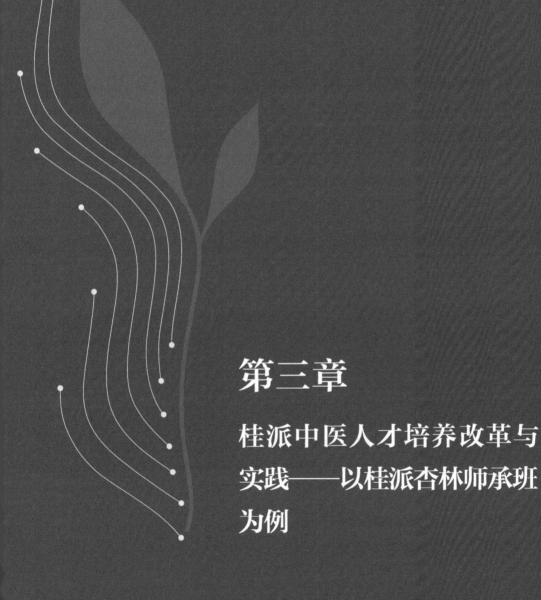

第三章

桂派中医人才培养改革与
实践——以桂派杏林师承班
为例

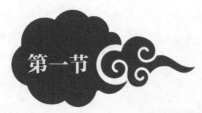

桂派杏林师承班改革的基本构架

21世纪以来,随着中国高校教育的大众化发展,中医人才培养工作面临着瞬息万变的形势。广西中医药大学积极应对"百年未有之大变局"的机遇与挑战,在办学以来中医学专业教育改革实践的基础上,从地域性、民族性的视角,综合社会发展、学科进步、事业前景、群众需要等多方面因素,运用系统分析方法,展望未来百年的全球医学教育教学变革,提出了贯彻落实为党育人、为国育人,服务于中医药民族医药事业发展、国家和区域经济社会发展、中医药国际化和全球化发展的新理念,统领桂派杏林师承班专业建设和改革发展。

十年树木,百年树人。长期以来,学校坚持需求导向、标准导向、特色导向,积极开展桂派中医人才培养模式的新探索,整体上实施"三步走"战略。第一步,稳住桂派中医人才培养的"基本盘"。1999年,学校开设中医学传统班,踏上"深化改革,服务社会"发展道路,锚定了应用型人才培养的目标。2009年,学校中医学专业被列为第四批高等学校特色专业建设点。第二步,建成桂派中医人才培养的"新生态"。2012年,学校正式设立中医学桂派杏林师承班,深化"校地合作,强化师承"育人模式,促进了桂派中医师承教育与院校教育的进一步融合发展,2013年中医学专业获教育部专业综合改革试点项目。第三步,定准桂派中医人才培养的"风向标"。2015年,学校将中医学传统班人才培养定位为卓越(中医)教育,坚定"提高质量,办出特色"发展标准,同年获教育部卓越(中医)教育培养计划项目。自此,桂派中医人才培养从"优秀"走向"卓越"。

一、桂派杏林师承班的办学理念

办学理念是人才培养的指南针。桂派杏林师承班的办学理念是在学校的土壤中生长起来的,是学校在长期办学实践中形成的一套关于如何开展特色中医教育、如何培养特色中医人才的基本思想和行动准则总和,它完全体现在学校的办学宗旨、办学思想、办学目标、办学定位、办学特色之中。学校在育人实践中不断凝聚思想共识,总结数十年来中医人才培养成效和建设经验,坚持以社会需要为先导,汇聚办学合力,坚持以学生为中心,医教深度协同,"立德强能、守正创新",成了桂派杏林师承班办学理念的真实写照。

(一) 多维触角"听",汇聚办学兴教正能量

早在20世纪90年代,随着科学技术的突飞猛进,临床知识和实践内容快速更新,各种新医学理论和新医学技术层出不穷,促进了现代医学教育的蓬勃发展。与此相对的是,中医学在当时的背景下,学科认知、事业发展等方面明显滞后,中医学教育在此等艰难的情况下如何进行突破性发展,成了当时学校亟须解决的难题。

为寻找中医学教育的出路,培养符合国家和区域发展需要的中医人才,1998年,学校广开言路,积极组织全校师生深入开展思想大讨论,其中有主张走现代化办学方向的,有强调"纯中"路线的,有建议对学校专业设置进行调整的,有认为恢复师承教育的,有提出开设"新班"试验区的,有强调采用多媒体教学的,有认为传统黑板粉笔板书教学不能丢的……这次大规模的讨论对于坚守中医中药专业还是努力拓展新专业,走传统中医学科方向还是中医与其他学科交叉融合等一系列发展问题进行了深度思考,汇总了全校师生的集体智慧。对于如何培养特色中医人才,总体上归纳为"可以搞试点班级,这个试点班级不应拘泥于原有的育人模式,不能满足于短期的规模效益,而应确立一个全新的办学理念来指导其办学活动和规范其办学行为"。上述大讨论活动,成了学校开设中医学传统班的重要基础。

1999年,经过系列论证和周密部署,在全校师生的期盼下,中医学传统班

正式开设。经过不断的探索与实践，播撒的种子在春天的希望中茁壮成长，于2009年迎来了喜悦的丰收，中医学成了国家级特色专业建设点项目。

2011年，经过"十一五"时期的发展，学校已站到新的历史起点上，进入内涵提升、重点突破、向更名广西中医药大学迈进的关键阶段。面对社会对高等中医药教育的新要求、人民群众对优质高等教育的新期待，学校意识到必须以提高质量为核心，从注重扩大规模向更加注重内涵建设转变，走科学发展、内涵发展、特色发展道路。

为了贯彻落实《国家中长期教育改革和发展规划纲要(2010—2020年)》《广西壮族自治区中长期教育改革和发展规划纲要(2010—2020年)》《国务院关于扶持和促进中医药事业发展的若干意见》(国发〔2009〕22号)以及《国务院关于进一步促进广西经济社会发展的若干意见》(国发〔2009〕42号)等文件精神，学校制定了"十二五"发展规划，明确提出学校"十二五"时期的发展定位和发展目标，强调以本科教育为主体，立足广西、面向全国、辐射东盟、走向世界，建设以中医药为主体，医、理、工、管等多学科协调发展，产学研结合突出，民族医药特色鲜明，综合实力进入国内同类院校先进行列的中医药大学，培养高素质、复合型、拔尖创新型中医药人才。

中医学传统班围绕学校"十二五"发展规划，遵循中医药人才成长规律，调整人才培养方案和课程体系，规范教学管理，着力创新人才培养模式，进一步提高学生实践创新能力，"重经典、强临床、突特色"逐渐成了中医学传统班的师生共识和行动指南。主要任务包括：①明确培养目标，强化学生对中医经典的理解能力和中医临床诊疗水平，培养具有传统中医临床知识结构与技能的应用型中医人才。②落实选拔制度，以学业成绩为基础，通过面试遴选在同一年级中医学、针灸推拿学等专业的学生中选拔一批学习成绩优良、对传统中医药感兴趣、有志于振兴祖国中医药事业的学生进入中医传统班学习。③重视经典教学，突出中医经典在学术传承、中医思维培养和临床实践中的作用，构建中医经典理论教学和临床实践相互衔接的课程体系，建设中医临床经典教学实践基地。④强化师承教育，把师承教育贯穿于临床实践教学全过程，采取一师一徒制，强化早跟师、早临床，增加见习和实习课时，树立良好的师徒关系，加深学生对传统中医知识和文化的理解，提高学生的中医临证水平，加强学生对现代医学知识的掌握和运用。

中医学传统班的创立,秉承了学校民国时期以来倡导的"中西兼顾,医药并修,结合师承,全程临床,服务公卫,社会实践"的中医学办学理念,通过开拓进取、勇于实践,形成了学校中医学人才培养特色发展新方向;通过集强集优、攻艰克难,创建了学校中医学专业院校教育师承教学新途径;通过解放思想、集思广益,形成了中医学专业师生上下一心、同频共振新合力;通过自信自强、守正创新,取得了中医学专业人才培养新成效。

总而言之,正是学校全体师生的协力共进,书写了桂派中医人才培养的新篇章。

(二) 校地合力"融",形成为党育人、为国育才主基调

2012 年 5 月,为贯彻落实《国务院关于扶持和促进中医药事业发展的若干意见》(国发〔2009〕22 号)和自治区加快中医药壮瑶医药发展的重大决策,自治区政府召开广西中医药壮瑶医药大会,大会强调"要突出壮瑶医药特色优势,进一步加强中医药壮瑶医药组织领导,切实遵循中医药壮瑶医药的自身发展规律和人才成长规律,完善教育培养体系,突出广西中医药大学的办学特色,打造名医名师"。这次大会的召开,将学校与自治区中医药管理局融合为一股强大聚力,为面向桂派中医学术传承创新的桂派中医人才培养和队伍建设奠定了组织基石。

大会之后,学校根据"十二五"发展规划,把"育人为本,以培养学生四种能力(实践能力、创新能力、就业能力、创业能力)为重点,努力构建新型的多样化人才培养模式"目标与自治区桂派中医人才队伍建设相衔接,围绕桂派中医人才培养的"中医临床类本科生招生与培养改革试点项目""探索不同层次、不同类型的师承教育模式项目""中医药重点学科、专业和课程建设项目"等相继开展工作,这些项目的实施成了自治区中医药事业发展"十二五"规划——中医药优势特色教育培训基地建设的重要内容。

2012 年 9 月,根据自治区政府 2011 年《广西壮族自治区人民政府关于加快中医药民族医药发展的决定》(桂政发〔2011〕60 号)精神,在自治区中医药

管理局的项目支持下,学校在中医学传统班基础上正式设置桂派杏林师承班,每年筛选 30~50 名学生进入该班学习。

同年,学校印发《广西中医药大学关于印发桂派杏林医学生师承教育项目实施方案的通知》《广西中医药大学桂派杏林医学生师承教育项目导师遴选办法》等文件。根据项目实施要求,学校开展桂派杏林师承班人才培养试点改革,主要任务包括:①修订人才培养方案,改革与调整课程计划与教学内容;②培育和遴选一批德才兼备的经典导师和临床指导导师;③建设"师承教育中医药导师工作室"及"中医经典研修室";④设立"桂派杏林医学生研修论坛"等。

桂派杏林师承班的设立,标志着学校桂派中医学术传承和创新迈入新阶段,彰显了传承和发扬桂派中医药、地方民族壮瑶医药特色的重要性,点燃了桂派杏林班学生弘扬桂派中医的星星之火。

2013 年是认真学习宣传贯彻党的十八大精神的关键之年。党的十八大明确指出:"要把立德树人作为教育的根本任务,培养德智体美全面发展的社会主义建设者和接班人"。守医学教育初心,担立德树人使命,学校敏锐意识到,需要把"十二五"规划的"坚持教学中心地位"与"立德树人"任务有机融合在一起,把学生德育作为学校"立德树人"任务的重要抓手,积极探究实现立德树人在教学中心工作中的育人路径和有效机制。

桂派杏林师承班在探索特色人才培养的道路上,始终坚持在继承的基础上不断创新,广纳百川,兼容并蓄,把"促融合"理念刻入发展的基因里,把"铸医魂"的底色融于育人的各个环节之中,更加坚定、更加自觉地践行立德树人初心使命,为国家级特色专业建设点项目持续注入正能量,凝聚共识,形成了"铸医魂、重经典、强临床、突特色、促融合"的办学特色。

桂派杏林师承班在持续完善人才培养机制、不断优化人才成长环境、加强提升人才能力素质的教育教学改革过程中,实现了对中医学人才培养模式的系统化融合、结构性调整,2013 年成为教育部专业综合改革试点项目。

桂派杏林师承班通过坚持立德树人、整合学校资源、强化经典教学、突出师承教育、锻炼学生创新能力,积极打通桂派中医学术传承与人才培养的路径,推进中医学专业内涵式发展,拓展桂派中医人才培养的成长新路线,培养了一批具有扎实中医功底、较强中医临床实践能力的应用型中医人才,这些人后来也成了桂派中医人才队伍的生力军、学术传承的后备军、学科专业创新发展的新生代。

(三) 医教协同"推",形成人才培养新模式

2014 年 6 月,教育部等六部门印发《关于医教协同深化临床医学人才培养改革的意见》(教研〔2014〕2 号),之后,一场以"加强医教协同、健全工作协调机制"为主线、以"服务需求、提高质量"为目标的医学教育教学转型升级攻坚战在全国展开。

2015 年 4 月,教育部、国家中医药管理局发布《关于批准卓越医生(中医)教育培养计划改革试点高校的通知》(教高函〔2015〕3 号),学校入选卓越医生(中医)教育培养计划改革试点高校,并承担中医学五年制本科人才培养模式改革试点项目 1 项、面向基层的中医全科医学人才培养模式改革试点项目 1 项。国家实施卓越中医人才教育培养计划,旨在深化五年制中医学专业人才培养模式的改革与创新,加快推进标准化、规范化中医学人才培养体系建设,培养一大批高水平中医临床医师。同年,学校通过教育部中医学专业教学指导委员会专业认证。

基于桂派杏林师承班"铸医魂、重经典、强临床、突特色、促融合"的共识,学校以卓越(中医)教育培养计划改革试点项目为契机,深化学校、附属医院之间的医教协同,以教育部、国家中医药管理局 2012 年发布的《本科医学教育标准—中医学专业(暂行)》(教高〔2012〕14 号)为建设指南,对中医学教育教学状况进行了全面客观"诊断",查找存在问题与不足,以求进一步明确中医学教育改革方向,推动教育教学内涵式发展,以质量求发展,以质量促成效,深化课程体系、教学内容、教学方法和教学手段、实践教学等综合改革,提高中医人才培养质量,迈向卓越人才培养新征程。

桂派杏林师承班坚定走医教协同之路,坚持"提高质量、办出特色"改革方向,紧抓育人质量不放松、夯实保证标准不走样、促进发展标准不动摇,坚定提升学生临床实践能力,构建了集认知能力、实践能力、创新能力培养于一体的"基础－提升－卓越"桂派杏林师承中医人才能力培养新模式。一是强调认知

能力培养,构筑"经典为根、传承为本、疗效为魂"的中医思维培养路径基础工程,开展系列经典、文化、学术专题讲座。二是强调实践能力培养,构建以"量化"考核为评价标准、"理论－实践"双向互促的中医临床实践能力提升工程,培养学生岗位胜任力。三是强调创新能力培养,在专业建设中融合创新创业教育,深化专创融合,通过各类学科专业知识和技能竞赛,帮助学生进导师科研团队、进项目等,增强学生创新意识、自主探究能力及科研能力培养。

2017年,学校"十三五"发展规划提出要进一步加强医学教育专业综合改革,在医教协同理念指导下,总结完善桂派杏林师承班特色人才培养模式改革。桂派杏林师承班积极贯彻落实学校"十三五"发展规划有关要求,系统整理学校自1995年实行"院系合一"体制改革以来所取得的成功经验,构建了"三优一化两协同"的中医学人才临床实践能力培养体系,主要内容包括:一是打造教学过程"三优"保障体系,优化实践教学的课程体系和教学内容、优化实践教学的师资队伍与教学资源、优化实践教学的方法和手段,使学生临床实践能力培养与临床岗位需求相一致。二是实施教学内容"量化"考核,对学生临床实践能力培养实行以病种和技能为导向的考核方式,建立中医学专业临床实践教学质量评价机制。三是发挥教学体制"两协同"效应,通过优化学校、医院之间的"院系合一、院院合一"管理模式,深化学校、医院之间的一体协同、医教协同机制,将教师、医师、学生紧密联系在一起,使中医学人才临床实践能力培养得到充分保障。

"三优一化两协同"中医学人才临床实践能力培养体系在桂派杏林师承班人才培养方面发挥了积极的作用,取得了明显的效果,产生了良好的社会效应,创新了桂派杏林师承班人才培养医教协同、医教融合育人新机制。

2019年,教育部印发《关于实施一流本科专业建设"双万计划"的通知》(教高厅函〔2019〕18号)、《关于一流本科课程建设的实施意见》(教高〔2019〕8号)。2020年,教育部印发《高等学校课程思政建设指导纲要》(教高〔2020〕3号)。一流专业、一流本科课程、课程思政,每一个课题都是一个新的起点。桂派杏林师承班积极参与国家级项目的申报与实施,通过项目的建设和实施不断丰富专业建设内涵。

新时代造就新挑战,新医科呼唤新布局。新医科是贯彻"将医学教育由重治疗的教育理念向预防、康养延展,突出生命全周期、健康全过程的大健康教育理念"的新实践,是强调"科技创新、产业变革,以时代为背景、以技改为基础、以创新为动力"的新发展,是实现"医工理文融通,发展精准医学、转化医学、智能医学等医学新专业"的新基建。

新时代新医科的号角已经吹响,未来之路已经迎面而来,这需要中医教育者们以未来的目光制定好当下的发展战略,以创新理念和行动推动中医学人才育人实践,不断开创新局面;要进一步落实深度契合卫生健康行业岗位胜任力的社会要求,在健康中国战略下,培育与经济社会发展相适应、具有较强岗位胜任力的桂派中医人才;要进一步落实国家政策与医学人才培育体系的发展要求,探索实现全过程、全周期健康服务需求的人才培养模式和课程体系;要进一步在专业布局调整和结构重塑中突破传统的自我设限和学科边界,推进医学与自然科学、人文社会科学、工程技术科学等多学科相互渗透、交叉融合;要进一步在传承发展的基础上,更加注重运用人工智能和大数据等现代信息技术手段发展、强大自身专业优势和特色。以新医科为引领开展专业建设,桂派中医人才培养方能在新时代发展中赢得未来。

二、桂派杏林师承班的办学思路

办学思路是学校在教育教学方面的基本理念和战略规划,它关乎的不仅是学校的发展和成长,更关乎着学生的成长和未来。教育要面向现代化、面向世界、面向未来。面对新时代人民群众对高质量中医药服务的需求,桂派杏林师承班以人才培养为中心,坚持高质量办学、高水平育人,抓住办学的重点、难点、盲点、特点、痛点、亮点,贯彻落实立德树人根本任务,完善"三全育人"工作格局,构建中医经典立体教学,强化质量标准助力成长,推动医教协同赋能发展,扩大"金字招牌"辐射影响,推动桂派中医师承班教育教学始终走在改革的前列,办好人民满意的高等中医药教育。

(一) 突出育人重点,抓住立德树人根本任务

育人之要,首在立德。落实立德树人根本任务,培养德智体美劳全面发展的社会主义建设者和接班人,始终是学校育人工作的重点。桂派杏林师承班牢牢把握为党育人、为国育才的使命任务,不断提高政治站位,坚持守正创新,持

续将师生的热情转化为立德树人、教育报国的实际成效。一是坚持党对教育工作的全面领导,强化使命担当,抓牢学习教育,筑牢立德树人思想根基,将育人事业抓实落细。二是以加强新时代思想政治教育为重点,筑牢育人主阵地,强化思政育人项目建设,思政课程和课程思政两手抓,提升思政课程教学质量和课程思政育人效果。三是以汇聚优势育人资源为抓手,培养时代新人,对接服务国民经济和社会发展重大需求,强化产学研协同育人机制,对接学生成长规律和发展个性需求,推动学生教育信息化、智能化课程项目上线。社会主义建设者和接班人的培养不是等得来、喊得来的,而是拼出来、干出来的。教育报国守初心,立德树人担使命,教育工作者要以更高远的历史站位、更宽广的国内外视野、更长远的战略眼光,在加快推进教育现代化的新征程中培养好担当民族复兴大任的时代新人。

(二) 破解育人难点,构建中医经典立体教学

中医经典,国之瑰宝。习近平总书记指出,"中医药学是我国各族人民在长期生产生活和同疾病作斗争中逐步形成并不断丰富发展的医学科学,是我国具有独特理论和技术方法的体系"。中医经典是中医药发展的活的源泉,其本源特征是中华民族医药原创独有的"哲学、科学、艺术"三位一体立体架构。

中医经典,医之宝鉴。中医经典是传承中医文化的不朽之作,是弘扬中医的必读书籍,对当代中医临床、教学、研究等起到重要的指导作用。"自古医家出经典",历代著名医家多数都是依靠研读经典而有所成就的,研读经典是中医人"文化传承、理论建构、实践创新"三维立体发展的必由之路。要从文化自信的高度,使中医重新回到经典出发的哲学原点,深刻思考中医思维发展的哲学脉络,清晰梳理中医思维发展的内在规律,重塑中医的文化自信。要从理论自信的深度,围绕中医临床诊疗思维与临床实践脱节、不适应的关键问题,积极应用中医经典瞄准疑难危重症、活用中医经典破解临床难题,在实践中丰富中医经典的临床应用,坚实走临床实践总结提升之路,在继承历代前贤学术经验、系统梳理文献和临证验案的基础上,开创性地提出中医原创性思维理论。要从道路自信的广度,以患者为中心,以临床疗效为导向,开展中医经典的大规模临床实践,发挥中医药防病治病的独特优势和作用,积极探寻中医经典的时代价值,

创新中医药去伪存真、走向世界的发展路径。要从战略自信的维度,强调包容式、开放式、融合式发展,各美其美,美美与共,激活中医经典生生不息、源源不断的内生动力,发挥中医经典海纳百川、兼容并蓄的发展定力,增强中医经典的生命活力,凝聚中医经典的发展合力。

中医经典教育是当下学校面临的育人"难点",难在其复杂性、综合性、社会性、时代性和发展性,需要教育工作者勇于尝试、敢于创新、敢于挑战,需要建设高素质中医经典传承师资队伍,构建高阶中医经典传承课程体系,建设优秀中医经典传承系列教材,打造高水平中医经典实践教学基地,创新中医经典传承评价标准与质量保障体系,有效保障中医经典传承质量和水平的持续提升。

桂派杏林师承班通过激活师生学习中医经典的内生动力,以"民族基因"为文化信仰感召,以"疗效质量"为基本目标取向,以"根植临床"为基本教学途径,以"实践创新"为基本发展手段,构建了"品经典、信经典、用经典、研经典、扬经典"的中医经典教育路径,不断提升师生的中医素养。培根铸魂,笃行致远,大医精诚,厚德怀仁,只有尊重中医人才成长规律,立足文化传承,创新中医经典教学方式,丰富中医经典教学手段,提高中医经典临床应用能力,建立适应经济社会发展、体现中医传承经典特色、具备"文化传承、理论建构、实践创新"三位一体的立体育人体系,才能培养出更多的符合新时代发展需求的卓越中医人才。

(三) 找准育人盲点,完善"三全育人"工作格局

"三全育人",铸魂强志。"三全育人"即全员育人、全过程育人、全方位育人,是对准育人目标、凝聚育人共识、治理育人要素、遵循育人规律、解决育人问题的科学理念和先进模式,是回应落实立德树人根本任务的战略要求,是秉持知识传授与价值引领并重的思政观,是对"培养什么样的人、如何培养人、为谁培养人"问题作出的科学应答,旨在为国家培养更多德智体美劳全面发展的新时代卓越中医人才。

"三全育人",雨润如酥。"三全育人"强调的是因事而化、因时而进、因势而新,要在动态发展中不断回应人才培养的新需求和新问题,需要协调各方、协同发力,人人育人,处处育人,时时用力,久久为功,注重横纵联动协同,做到雨

过有痕、润物无声、守望花开,不断提高学校育人工作能力和水平。

找准育人盲点,破除"三全育人"思想盲区,就要聚焦素质教育和学生健全人格培养,做到育人和育才的辩证统一,让德育培根铸魂擦亮学子信仰底色,让智育博闻强识铺就科技创新之路,让体育强健体魄锤炼意志勇于拼搏,让美育启智润心以美化人以美培元,让劳育致知力行涵养踏实奋斗精神,德智体美劳,一个都不能少,始终在"五育并举"培英才的道路上坚定前行。

要消除"三全育人"教育盲区,就要通过德育引领、智育开发、体育锻炼、美育认知、劳育培养,坚持以德铸魂让学生品格高起来,坚持以智启慧让学习氛围热起来,坚持以体育人让学生体魄强起来,坚持以美怡情让审美情趣活起来,坚持以劳养性让劳动兴趣浓起来;要发挥学校中医药文化育人特色优势,切实引导学生坚定理想信念、厚植爱国情怀、加强品德修养、增强综合素质、强化使命担当,着力培养新时代具有历史使命感和社会责任心,富有传承本领、创新精神和实践能力的全面发展的卓越中医人才。

要扫除"三全育人"的工作盲区,就要遵循思想政治工作规律,使校内校外、课前课后、线上线下相贯通,打造一体化育人空间;遵循教书育人规律,发挥全校各类教师育人主体作用,做到教书和育人相统一、言传和身教相统一,强化多元育人主体的协同效应,实现教书育人的最优效果;要遵循学生成长规律,不间断实施思想价值引领,深化思想政治素质与知识增长、道德养成的内在耦合,将学生个人的成长发展与社会进步密切相连。

要打破"三全育人"实践盲区,解决育人"条块分割"现象、成长"链条断裂"问题,就要坚持以人为本,建立教育大数据一体化工作平台,甄别学生的认知水平、思维模式、情感需求、价值取向等,做好周全的学情分析和教育引导;坚持需求导向,精准掌握学生诉求,畅通多元育人主体同大学生的沟通渠道,了解学生内在的精神需求;坚持动态调整,精心设计育人过程,综合运用课程、科研、实践、文化、网络、心理、管理、服务、资助、组织等育人模式,优化资源配置,在育人双向互动中供给优质教学内容。

要杜绝"三全育人"情感盲区,就要增进人文关怀,展示学校教师人文性和亲和力,满足学生渴望被关注、被重视的情感需要,把"冰冷的权威者"改变为

"热情的知心人",坚持贴近实际、贴近生活、贴近学生,做到扎根中国大地、汲取中华优秀文化、注重学生情感体验、适应学生信息接受习惯,在显性教育与隐性教育相结合、解决思想问题与解决实际问题相结合、广泛覆盖与分类指导相结合中增强学生获得感。

学校以全面提高学生综合素质能力为关键,推动思想政治工作的纵向贯通和横向联通,"五育并举"全面提升大学生思想政治教育质量,构建具有中医药文化特色的"三全育人"大思政格局。具体如下:①深入推进思想政治理论课建设,不断改进创新,建设习近平新时代中国特色社会主义思想"特色示范课堂",全方位提升思政课建设质量和水平。②加强课程思政建设,突出中医中药学科专业的特色和优势,深挖专业知识体系中所蕴含的思想价值和精神内涵,科学合理拓展专业课程的广度、深度和温度,使专业教育和思政教育同向同行。③树立典型,同时发挥名师大家、学术带头人的示范引领作用,实施领导干部联系团支部试点建设和领导干部上讲台开展思想政治教育制度。④加强网络育人,多形式开展师生网络文明素养教育,发挥校园文化育人功能,推动中医药校园文化品牌建设。⑤加强辅导员队伍建设,加强学生人文关怀和心理辅导,配足建强专(兼)职心理健康教师。⑥深入开展优良学风建设工程,使第二课堂与第一课堂互动互补、互相促进,服务学校立德树人中心工作。

(四) 把握育人特点,强化质量标准助力成长

2012 年教育部、国家中医药管理局制定的《本科医学教育标准—中医学专业(暂行)》(教高〔2012〕14 号)是中医学专业建设的国家标准。作为国家专业教育标准,其具有科学性、公开性、权威性、适用性特点,顺应了中医教育时代发展的潮流,在中医学专业建设和人才培养中发挥重要指导作用。学校要对标该标准全面推进专业内涵建设,修订专业培养方案,明确桂派杏林师承班人才培养目标和 30 项培养要求;深化教学改革,改善教学条件,加强教学基本建设,强化教学管理,完善质量保证体系,全面促进中医学专业办学水平的提高;凝练专业特色,充分挖掘自身优势,走特色发展之路,形成与国家和区域经济社会发展相适应的办学特色,把专业平台建设成为国内知名、区域一流的中医学专业人才的培养基地。

普通高等学校本科教育教学审核评估是国家层面深化时代教育教学改革的一项制度性安排，是推进教育督导改革推出的硬招实招，其核心是对学校人才培养目标与培养效果的实现状况进行评价，旨在推进人才培养多样化，强调尊重学校办学自主权，体现人才培养在学校工作中的主体地位。审核评估坚持"用自己的尺子衡量自己"，注重学校的特色发展和内涵建设，既符合国家经济社会的发展要求，也能更好地与国际高等教育评估对接。审核评估坚持用"五个度"审核评估学校人才培养过程的各个环节，把人才培养目标与培养效果的达成度、办学定位和人才培养目标与国家和区域经济社会发展需求的适应度、教师和教学资源条件的保障度、教学和质量保障体系运行的有效度、学生和社会用人单位的满意度作为评价学校人才培养工作和教育质量的主体判断。学校要围绕本科教学工作"五个度"要求，检验学校发展定位与人才培养目标、师资队伍、教学资源、培养过程、学生发展、质量保障、特色项目的实际运行状态和成效，按照"以评促建、以评促改、以评促管、以评促强"评建方针，深化教育教学改革，形成良好质量文化，以适应社会对人才培养的更高要求。

全国高校本科教学基本状态数据库是我国高等教育监控与评估体系的重要建设内容，其立足于采集学校教学工作的基本状态数据，实现对学校教育教学工作的常态监测，是促进学校管理、决策科学化的关键，也是管理部门、社会公众了解学校教育客观信息，对学校人才培养质量进行监督和评价的主要依据。

桂派杏林师承班作为深化中医学专业教育教学改革项目，依据《本科医学教育标准—中医学专业（暂行）》、审核评估、本科教学基本状态数据库的指标参数，在征求广泛利益方意见的基础上，构建科学完整的人才培养目标体系和人才培养方案，针对培养目标和要求明确课程体系，包括设置了思想道德修养与素质教育、人文社会科学与自然科学、科研方法、创新创业、中医学基础、中医经典、中医临床、基础医学、临床医学、预防医学等课程模块；并根据培养方案，制订教学大纲、考试大纲、课程考核方案，落实课程体系目标，做好师资队伍和学科建设，提升教师教学能力，同时在育人导向、育人模式、育人平台、育人手段、育人质量等方面进行全面建设，在达标的基础上凝练特色、凸显亮点，全面提高教学质量和人才培养质量。

（五）摸清育人痛点，推动医教协同赋能发展

医教协同是当前我国深化医学教育改革的路径引领，也是医学人才培养的核心环节。要充分发挥医教协同中"医"与"教"育人双主体的协同育人作用，扩大"医"的教育阵地，包括省级三甲医院、市级三甲医院、基层二甲医院、社区卫生服务中心等，扩展"医"的师资力量，培育"双师双能型"教师，从而培养出更多高素质中医人才。

要明确医教协同中育人双主体的共同目标，围绕学生岗位胜任力进行培养，将综合素养、基础理论、实用技能、中医传承、创新发展等5项内容分解为培养科目，其中综合素养包含职业素养、人文素养，旨在提升学生职业精神及医德修养；基础理论包含中西医理论、临床基础知识，旨在巩固学生的基本职业底蕴；实用技能主要是指临床技能、思维应用，旨在强化学生的临床实践能力；中医传承是指让中医经典回归临床，传承中医药文化，培养的中医人才"守正业、扬特色"；创新发展是指创业意识、创新精神，旨在培养学生创新思维和实践能力，有利于培养的中医人才"用得上、干得好"。

要丰富医教协同的育人途径，包括：①建立学生寒暑假在乡村卫生院及社区卫生服务中心见习制度，强化学校附属医院课程阶段性见习，严格规范三甲医院毕业实习制度。②建立师承导师跟师制度，让学生"早跟师、早临床、多临床、反复临床"。要大力推进校地、医教深度合作，使附属医院、教学医院、地方卫生行政部门、基层医疗机构全面融入人才培养实践教学过程，进一步丰富医教协同育人的方式和方法。

医教协同要完善实践教学质量保障体系，实现实践教学同质化，解决医学实践教学过程中，因教学基地的教学资源、教学管理、教学监控及教师教学能力的差异导致的人才培养质量下降的问题。学校要制定统一的临床教学基地建设标准，规范实践教学管理，使每个临床实践教学基地有章可循；要制定统一的课程标准、实习教学大纲、实习指南、实习手册等教学文件，明确实习必修科室和选修科室，形成统一的临床实践教学内容。要制定见习带教、教学查房、小讲课、病例分析讨论等主要临床教学活动规范及各项临床技能评分标准，使各临床教学基地的教学活动和教学评价形成统一的质量标准。要制定统一的考核

评价标准,对实习生实行"双重"考核制度,将实习学生的技能训练、技能考核、病历书写、出科考试等结果作为毕业成绩评定的重要组成部分,学校统一组织、统一命题、统一评判开展实习中期检查考评,各种考试考核注重分析与反馈,制定形成性评价与终结性考核相结合的学业考评制度。要建设实践教学质量提升"闭环"模式,构建学校教学督导、二级学院教学督导和教研室同行共同参与的"督教、督管、督学"机制,实施"管评分离",形成"评价—反馈—改进—再评价"的闭合循环持续改进机制。

学校深刻认识到,新发展阶段对学校医学教育发展提出了更高的要求,同时也带来了新挑战,如协同育人机制不畅、人才培养模式迭代慢、教育资源匹配不平衡、育人质量保障不健全等。针对这些问题,学校不断深入推进医教协同实践育人,以学校直属医院、附属医院、教学医院为依托,吸纳一批有行业背景的高水平"双师双能型"教师担任课程负责人和主讲教师,以岗位胜任力培养为重点,以职业需求为导向,和医院在人才培养、医学教育改革、科研平台建设、医疗技术服务等方面积极互动、紧密对接、深度融合,实现优势互补、资源共享,共同推进"三全育人"建设、教学资源共建、人才培养方案制定、课程建设、师资培养、学生临床实训、实习就业一体化管理。自学校和医院实施"院系合一""院院合一"改革以来,形成了文化统一、干部统一、管理统一、资源统一、师资统一、绩效统一的医教协同"六统一"育人管理体制。此外,学校还邀请附属医院、教学医院共同开展桂派杏林师承班教学改革,协同开展桂派中医特色人才师承教育、临床实践教育基地建设,共同推进医教协同育人模式纵深发展。2023年,广西中医药大学第一附属医院获教育部、国家中医药管理局评为国家中医临床教学培训示范中心,进一步推进了学校医教协同育人模式的发展。

(六) 塑造育人亮点,扩大"金字招牌"辐射影响

亮点是自身优势,学校的优势应能得到充分展示,且与社会需要相适应。

学校积极推进桂派中医师承教育有序开展,大力培养桂派中医学术传承人,在全面振兴广西中医药壮瑶医药事业中求跃升、开新局,加快实现由桂派中医人才培养"试验田"向桂派中医人才培养"示范区"的新升级跨越。

学校发挥医教协同优势,对师承教育和院校教育进行深度融合,使中医教

学能够全面贯穿于真实的临床实践教学,让学生在实际运用知识过程中将中医知识内化于心、外化于行。

学校发挥学术流派优势,深入挖掘传承桂派中医名医名家学术思想,推进中医药壮瑶医药科技创新,加大对民间中医药壮瑶医药诊疗技术、秘方验方等的挖掘、整理、筛选和应用,实现科研反哺教学,教研相长。

学校发挥区域资源优势,培育专业特色,围绕"桂十味"及区域特色中药材资源开发、中国—东盟传统医药论坛、防城港国际医学开放试验区建设等,开拓中医药服务社会发展新领域,在固本培元中补短,在守正创新中出彩,努力在培育服务区域经济社会发展需求的高素质中医药人才中展现广西担当、贡献广西力量。

桂派杏林师承班坚持立德树人,厚植学生爱国情怀,培养学生创新思维,切实提升教育温度,通过强化经典教学、突出师承教育、锻炼创新能力,培养了一批具有扎实中医功底、较强中医临床实践能力的应用型桂派中医人才,实现了知识、能力、素质全面协调发展目标,学生的综合素质与临床实践能力在中国大学生医学技术技能大赛、大学生创新创业训练和挑战杯等创新创业大赛中得到了较好的展示,获得了社会媒体的积极报道和广泛宣传,得到了用人单位和社会的高度赞誉,促进了学校高等中医药教育事业的高质量发展,扩大了"金字招牌"的辐射影响,绘就了一幅新时代区域高水平中医人才培养工作的新画卷。

三、桂派杏林师承班的实践路径

育人实践路径是一个引导学生全面发展的过程,从起点到终点,涉及多个步骤、多个环节,需要学校、学生和教师的共同努力。学生需要完成显性课程和隐性课程的学习,学校和教师需要为学生提供良好的学习环境和情感支持,帮助学生建立正确的人生观和价值观,实现专业知识和技能的提升,最终实现学生的成长成才和全面发展。桂派杏林师承班始终围绕"为谁培养人、培养什么样的人、怎样培养人"这个根本问题,坚持铸魂育人、启智润心,坚持知识传授与思想引领"双塑造",把高质量贯穿于教育教学全过程,用高质量的标准来检验育人的广度、深度、力度、温度和效度,努力培养好担当振兴中医药发展使命的桂派中医人才。

(一) 立足育人出发点,对标教育新定位

出发点,是指育人的动机和着眼点。桂派杏林师承班坚持为党育人、为国育才教育理念,积极响应党和国家对高等教育发展的新定位、新部署、新要求、新任务,以习近平新时代中国特色社会主义思想为指导,全面贯彻落实党的二十大精神,深化新医科建设,以国家级一流本科专业建设为目标,以全面提高人才培养质量为主线,进一步深化桂派杏林师承班项目综合改革,探索构建具有地方特色的桂派中医师承人才培养模式,全面夯实教育教学 "新基建",锚定教育现代化的 "信息化、智能化、数字化" 基本特征,打造一流课程,创新系列特色教材,建设虚拟仿真实验项目,试点未来学习中心,增强教师教学能力,探索虚拟教研室建设,不断深化医教协同育人模式,构建中医药经典教学新生态,深化教学内容和教学方法改革,探索中医药育人理论和实践创新,更好服务国家区域经济社会发展。

(二) 丰富育人切入点,拓宽教学新渠道

切入点,是指育人的形式和渠道。桂派杏林师承班在人才培养实践中不断拓宽教学渠道,多点切入、多维度育人。一是理想育人,着眼于学生的长远发展,引导学生将个人理想与国家、民族需求相结合,在为国家发展、民族复兴大任中贡献自己的力量,实现个人价值和理想。二是环境育人,创设自由愉悦的师生学习共同体,组建学习型组织,促进学生基于兴趣而学、基于问题而学,提倡自主学习、探究学习。三是课堂育人,设定符合学生最近发展区的教学微量小目标,增加学生的成功体验,激励学生积极行为,强化形成性评价的正向反馈。四是智慧育人,把握教育的时机和分寸,在教学过程中提倡点拨式教育,给予学生适当留白,锻炼学生思维,提升学生认知格局。五是文化育人,充分展示学校厚重的文化积淀和鲜明的文化追求,以文化教育人,以文化影响人,从精神上塑造人,塑造有灵魂的人。六是活动育人,以五彩斑斓的校园生活、张扬青春的校园赛事、生动有趣的社团活动为载体,将教育内容有效地融入活动中,促进学生的全面发展。七是实践育人,优化实践教学,完善医教协同育人模式,加强

实践教学基地建设,推动学生在干中学、学中干,不断提高实践能力。八是管理育人,用科学的管理育人制度持续调动广大师生的积极性、主动性、创造性,让制度更好体现关怀温度、德育深度和育人高度。

(三) 强化育人着力点,增强师生粘合力

着力点,就是要增强师生育人过程的主动性。桂派杏林师承班强调"教师主导–学生主动"的双向奔赴,注重"不愤不启、不悱不发"的育人有效方式达成。一是鼓励教师培养学生自主发现问题的能力,让"是什么、为什么、怎么样"成为教学主题,鼓励学生随时发现问题,引导学生主动探究学习,尊重学生学习内在规律,激发学生学习的兴趣,允许学生随时质疑,让学生体会分工合作的好处,在分组交流中充分表达个人感受,为学生自主学习提供广阔的空间,在育人过程之中培养师生互动、生生互动的教学粘合力。二是鼓励教师培养学生透过现象看本质的科学思维能力,在创设课堂活动情境中训练学生中医思维、临床思维、批判性思维,通过"提出问题、分析问题和解决问题"流程方式,指导学生学习,强调"如何用、怎么办、最优解",教给学生学习方法,让学生根据情况去实践和运用策略方法,分析提出的策略能否从根源上解决问题,并从实践中观测效果,增强师生获得感,在育人过程中培养师生互动、生生互动的情感粘合力。

(四) 抓好育人关键点,设定成长目标值

不同的成长阶段,有不同的关键点。桂派杏林师承班抓住学生每一个成长阶段的特征,设立不同的成长目标值,阶梯式助力学生成长成才。一是在新生期开设专业导论课程,介绍专业的发展历史、专业优势、专业定位、行业标杆、学科动态、发展前景等,用良好的环境和榜样去影响熏陶学生,增强专业信心。二是设立基础转段考核评价、临床转段考核评价,建立学生学业阶段性目标,激励学生锻炼和巩固学科专业的基础综合能力、临床综合能力,增强学生学习自律意识,培养学科专业能力。三是在实习期设立临床综合实训考核评价,建立学生实习前期目标,帮助学生熟练掌握临床基本技能操作,帮助学生适应新角色和转换心态,增强实习自信心。四是设立毕业量化考核评价,建立学生毕业前考核标准,采用OSCE考站帮助学生检验本科学习的综合成效,调适即将进入

社会的职业角色心态,增强从业自信心。

(五) 培育育人支撑点,激活教材催化酶

支撑点,就是要把知识的传授落实到特定的教学情境之中。桂派杏林师承班注重挖掘学科专业成果,注重科研反哺教学,扩展专业教材形式,丰富课程教学内容。一是充分汲取壮医学学术精华,系统梳理壮医药学术成果,编制《壮医药学概论》《壮医药线点灸》《壮医特色治病技法》等壮医特色系列教材,满足学生研学特色民族医学的需求。二是充分发挥临床诊疗资源,将临床真实典型病例引入到课程理论教学,将课程思政融合到专业知识传授之中,形成一批临床各科案例丰富的应用型教材,满足学生感知临床诊疗过程的需求。三是优选一批临床实践教学基地,组织学生在假期参加感知社会、感知临床的社会实践活动,让学生身处真实的临床诊疗状态,让学生参与的每一次临床实践活动都成为现实教材,满足学生参与临床实践过程的需求。四是开展跟师跟诊活动,建立学生参与师承导师的日常科研、诊疗、教研活动制度,让学生融入导师临床和科研活动,学习导师的医德与医术,传承导师学术精华,让学生参与的每一次跟师实践内容都成为自己独特专属教材,满足学生赓续中医血脉的愿望需求。

(六) 瞄准育人落脚点,攻克需求突破口

医学教育是卫生健康事业发展的重要基石,医学教育的落脚点就是要满足健康中国建设和保障人民健康需求。桂派杏林师承班以培养卓越中医人才为目标,把强化中医思维、增强实践能力、培养创新精神定义为卓越人才培养的重心,积极构建应用型中医人才培养体系。一是开展以中医思维培养为核心、以实践能力培养作为主线的课程体系改革,发挥国医大师、名老中医在人才培养中的重要作用,夯实学生中医文化底蕴和中医思维基础。二是实施中医经典学习、临床实践培训全程贯通,临床准入、强化与提高培训阶梯式提升的教学改革,让学生"早跟师、早临床、多临床、反复临床",开展与导师同门弟子一起参与的临床跟师实践,培养学生的临床实践能力和协作能力。三是开设特色与创新创业课程模块,设立创新创业教育课和特色课程,深入挖掘中医药教育资源,丰富创新创业教育形式,鼓励学生积极参加创新创业大赛和"互联网 +"比赛,培

养学生创新思维和创新创业能力。四是以结果为导向,反向设计,正面实施,通过审核评估、专业认证、督导检查、社会评价、用人单位评价等渠道加强结果反馈,不断完善人才培养体系,构建自觉、自省、自律、自查、自纠的"五自"大学质量文化体系。

基于岗位胜任力的人才培养三维目标构建

人才培养方案作为学校人才培养的纲领性文件,是一所学校教育思想和办学理念的集中体现,是实现人才培养目标的具体实施方案,也是组织教学过程、实施教学管理的重要依据。人才培养方案首要是根据国家发展战略、区域经济发展、本科专业教育质量标准、学校发展定位、学生全面发展等需求,确定培养目标。培养目标是指引学校工作的具体方向,是教育活动的出发点和归宿。

教育部 2005 年印发的《关于进一步加强高等学校本科教学工作的若干意见》(教高〔2005〕1 号)中明确了坚持"知识、能力、素质协调发展"的人才培养要求。知识、能力、素养三位一体是培养"宽口径、厚基础、强能力、高素质"应用型人才的基本结构。临床实践是中医学应用型人才培养的关键,岗位胜任力是有效开展临床实践的导向。

学校坚持以习近平新时代中国特色社会主义思想为指导,全面贯彻党的教育方针,落实立德树人根本任务,遵循高等教育规律、中医药人才成长规律,以服务国家发展战略、区域社会经济发展为导向,在培养"宽口径、厚基础、强能力、高素质、重创新"的高素质本科应用型人才培养总目标框架下,明确了桂派杏林师承班的培养目标:培养高素质应用型中医药人才,包括具备良好的人文、科学和职业素养,有较为深厚的中国传统文化底蕴,较为系统的中医学基本理论、基本知识;有较强的中医思维与临床实践能力,并且掌握相应的科学方法和一定的地方特色医疗技术手段,具有自主学习和终身学习能力,同时具有较强的传承能力与创新精神；能在医疗卫生领域从事中医医疗、预防、保健、康复等方面工作。

一、知识：人才培养目标构建的基础

知识是对客观事物和客观规律认识的积累，是高层次系统化的信息，包含科学文化知识、相邻专业知识、本专业知识。知识是人才培养目标的基础，是能力、素养目标达成的载体。

(一) 目标实施思路

学校按照 OBE(outcome based education,OBE)教育理念(又称为成果导向教育)，根据人才培养目标体系要求，对课程体系进行整体设计，统一采用"平台 + 模块"的课程结构体系，构建"通识课程 + 学科基础课程 + 专业课程 + 专业能力拓展课"课程平台，模块包括必修课、限制性选修课和公共选修课 3 大模块，实现人才培养目标的每项要求均有 3~8 门课程作为支撑。通过理论课、网络课程、第二课堂、实践教学等方式，夯实学生中医、西医基础。

(二) 目标实践路径

知识目标实践路径见表 3-2-1。

表 3-2-1　知识目标实践路径

培养要求	实践路径
掌握相关的人文社会科学、自然科学基本知识和研究方法，尤其是具有中国传统文化特色的哲学、文学、史学等内容，并能用于指导未来的学习和医疗实践	①医古文、中国医学史、中国传统文化与中医、《难经》选读、古医籍阅读训练、古代天文历法及气象学、易学基础等课程和相关网络课程；②专题讲座、学科竞赛、志愿者服务等第二课堂；③教师提供的和学生自己通过图书馆、网络获取的学习资源
掌握中医学基础理论、中医诊断、中药、方剂、针灸、推拿等基本知识	①中医基础理论、中医诊断学、中药学、方剂学、《黄帝内经》选读、针灸学等课程和相关网络课程；②学术报告、专业技能活动等第二课堂；③课程见习、跟师门诊、毕业实习等实践；④教师提供的学习资源

续表

培养要求	实践路径
掌握中医经典理论,了解中医各家学术思想发展历史和主要学术观点	①《伤寒论》《金匮要略》、温病学、中医各家学说等课程和相关网络课程;②学术报告、专业技能活动等第二课堂;③毕业实习、跟师门诊、课程见习等实践;④教师提供的学习资源
掌握中医药治疗中各种常见病、多发病的临床诊疗基本知识	①中医内科学、中医外科学、中医妇科学、中医儿科学、中医骨伤科学等课程和相关网络课程;②学术报告、专业技能活动等第二课堂;③毕业实习、跟师门诊、课程见习等实践;④教师提供的学习资源和实践机会
掌握中医养生、保健、康复等基本知识	①中医基础理论、中医诊断学、中医养生康复、预防医学等课程和相关网络课程;②学术报告、专业技能活动等第二课堂;③毕业实习、跟师门诊、课程见习等实践;④教师提供的学习资源和实践机会
掌握必要的基础医学、临床医学基本知识	①人体系统解剖学、组织学与胚胎学、生理学、病理学、生物化学、诊断学、内科学、外科学、急诊与灾难医学、病理生理学、医学免疫学与微生物学等课程和相关网络课程;②学术报告、学习研究社团等第二课堂;③毕业实习、课程见习等实践;④教师提供的学习资源
掌握必要的药理学知识与临床合理用药原则	①药理学、临床中药炮制学等课程和相关网络课程;②学术报告、专题讲座、学习研究社团等第二课堂;③毕业实习、课程见习等实践
熟悉必要的心理学与医学伦理学知识,了解减缓病痛、改善病情和残障、身心康复及生命关怀等相关知识	①医学心理学、医患沟通等课程;②教师提供的和学生自己通过图书馆、网络获取的学习资源
熟悉预防医学与全科医学知识,了解常见传染病的发生、发展、传播的基本规律和防治原则,以及中医全科医生的工作任务、方式	①预防医学、传染病学、性教育与艾滋病等课程和相关网络课程;②学术报告、社区宣教实践等第二课堂;③毕业实习、课程见习等实践
熟悉卫生法规,了解国家有关卫生工作的方针、政策	①形势与政策、医疗活动中的法律问题、医患沟通、医学伦理学、卫生法学、医学心理学等课程;②教师提供的和学生自己通过图书馆、网络获取的学习资源
具有较高的古汉语水平,具有熟练阅读中医古典医籍的能力;将中医经典理论融入专业课程理论学习,并能够运用到临床实践当中,使中医经典理论知识与临床相结合	①医古文、中国医学史、中国传统文化与中医、《难经》选读、古医籍阅读训练、古代天文历法及气象学、易学基础等课程;②《伤寒论》《金匮要略》、温病学、中医各家学说等课程和相关网络课程;③学术报告、专业技能活动等第二课堂;④毕业实习、课程见习、跟师门诊等实践;⑤教师提供的学习资源

二、能力：人才培养目标构建的核心

能力是在掌握了一定知识的基础上，经过培养训练和实践锻炼形成的，包括获取知识的能力、运用知识的能力、创新能力、适应社会的能力。夯实知识有利于能力的提升，而强化能力亦能促进知识的累积。能力是人才培养目标的核心，在应用型人才培养，尤其强调实践能力的培养。

（一）目标实施思路

学校主要通过合理构建实践教学体系，强化学生能力培养。

1. 强化实践教学　学校构建"三层次六环节"的实践教学体系，即基础实践、专业实践和综合实训三个层次，实验、实训、见习、实习、暑期实践、第二课堂等六个实践教学环节，明确了各类专业实践教学占比，实践教学环节学分占总学分比例 100% 达标。实验、实训、实习等实践教学环节均有明确的目标要求，制订有相应的教学大纲和实验实训指导，确保实践教学的有效实施。

2. 突出实践教学的基础性和应用性　合理设置实验实训见习环节，开足开好实验课。改革实验教学内容，加强综合性、设计性实验，突出实验内容的基础性和应用性。强化专业技能训练与课程见习，培养学生实践动手能力和临床思维。

3. 突出医教协同、产教融合、科教融汇　实施师承教育与院校教育相结合的培养模式，依托附属医院，坚持"早临床、多临床、反复临床"，强化临床思维能力的培养。推行本科生学业导师制，依托科研、校企合作平台和现代产业学院，带领学生进科研、进企业，促进其创新精神和实践能力的培养。

(二)目标实践路径

能力目标实践路径见表 3-2-2。

表 3-2-2 能力目标实践路径

培养要求	实践路径
具有运用中医理论和技能全面、系统、正确地进行病情诊察、病史采集、病历书写及语言表达的能力	①中医诊断学、中医内科学等课程;②相关网络课程;③学术报告、专题讲座学习研究社团等第二课堂;④毕业实习、课程见习、暑期见习、跟师门诊等实践;⑤教师提供的学习资源
具有正确运用中医理法方药、针灸、推拿等治疗方法对常见病、多发病进行辨证论治的能力	①中医内科学、中医外科学、中医妇科学、中医儿科学、中医骨伤科学、针灸学、推拿学、中医眼、耳鼻喉、口腔科学等课程;②相关网络课程;③学术报告、专题讲座、学习研究社团等第二课堂;④毕业实习、课程见习、暑期见习、跟师门诊等实践;⑤教师提供的学习资源
具有运用临床医学知识和技能进行系统体格检查的能力	①诊断学等课程;②相关网络课程;③学术报告、专题讲座等第二课堂;④毕业实习、课程见习、暑期见习、综合实训、跟师门诊等实践;⑤教师提供的学习资源
具有合理选择现代临床诊疗技术、方法和手段对常见病、多发病进行初步诊断、治疗的能力	①内科学、外科学、妇产科学、全科医学、临床医技学等课程;②相关网络课程;③学术报告、专题讲座等第二课堂;④毕业实习、课程见习、暑期见习、综合实训、跟师门诊等实践;⑤教师提供的学习资源
具有对常见危急重症进行判断以及初步处理的能力	①急诊与灾难医学等课程;②相关网络课程;③学术报告、专题讲座等第二课堂;④毕业实习、课程见习、暑期见习、综合实训、跟师门诊等实践;⑤教师提供的学习资源
具有与患者及其家属进行有效沟通的能力,具有与同行和其他卫生保健专业人员等交流沟通与团结协作的能力	①医患沟通、医学伦理学、卫生法学、医学心理学等课程内容;②相关网络课程;③学术报告、专题讲座、志愿者服务等第二课堂;④毕业实习、课程见习、暑期见习、综合实训、跟师门诊等实践;⑤教师提供的学习资源
具有对患者和公众进行健康生活方式、疾病预防等方面知识宣传教育的能力	①医患沟通、医学伦理学、卫生法学、医学心理学等课程内容;②相关网络课程;③学术报告、专题讲座、志愿者服务等第二课堂;④毕业实习、课程见习、暑期见习、综合实训、跟师门诊等实践;⑤教师提供的学习资源

续表

培养要求	实践路径
具有阅读中医药古典医籍以及搜集、整理、分析临床医案和医学相关文献的能力;具有信息管理能力,能够利用图书资料和计算机数据库、网络等现代信息技术研究医学问题及获取新知识与相关信息	①古医籍阅读训练、《难经》选读、古代天文历法及气象学、易学基础等课程;②《伤寒论》、《金匮要略》、温病学、中医各家学说、医学信息检索、中医经典临床应用、络病学等课程;③相关网络课程;④学术报告、学习研究社团等第二课堂;⑤毕业实习、课程见习、跟师门诊等实践;⑥教师提供的学习资源
掌握临床科学研究的基本方法,具有较强的创新精神、传承学习及临床研究能力,具有一定的临床教学能力和学术论文撰写能力	①医学统计学和科研方法、循证医学、医学信息检索、预防医学等课程;②相关网络课程;③大学生创新实践活动、学科竞赛、学术报告等第二课堂;④毕业实习、课程见习等实践;⑤教师提供的学习资源
熟练掌握一门外国语,具有英语综合应用能力	①大学英语等课程;②相关网络课程;③参与的科学研究,提高学生查阅外文文献的水平

三、素养:人才培养目标构建的关键

素养是把从外在获得的知识、技能内化于人的身心,升华形成稳定的品质,包括思想道德、科学文化、业务和身体等素养。素养是人才培养目标的关键。高的素质既能使知识和能力更好地发挥作用,还能促进知识的进一步拓展和能力的进一步增强。

(一)目标实施思路

学校坚持第一课堂与第二课堂紧密结合,培养学生良好素质。①坚持"育人为本、德育为先",把"立德树人"作为教育的根本任务,充分发挥课堂教学在育人中的主渠道作用,将思想政治教育贯穿于学校教育教学的全过程,将教书育人落实于课堂教学的主渠道之中,发挥所有课程育人功能,培养学生坚定的政治信念、高尚的道德品质和深厚的人文素养。②加强传统文化教育,提高人文综合素养,将中国传统文化与中医药经典文化两条主线融入各类课程及讲座。学校面向全校本科生开设中国传统文化概论必修课,开设国学经典、音乐、美术、舞蹈、戏剧等选修课,引领学生树立正确的审美观念,陶冶高尚的道德情操,培育深厚的民族情感。

(二) 目标实践路径

素养目标实践路径见表 3-2-3。

表 3-2-3　素养目标实践路径

培养要求	实践途径
具有正确的世界观、人生观和价值观,具有爱国主义、集体主义精神,诚实守信,忠于人民,遵纪守法,遵守医德规范,品行端正,立志为人类健康而奋斗	①军事理论与技能、形势与政策、思想道德修养与法律基础、中国近现代史纲要、毛泽东思想和中国特色社会主义理论体系概论、马克思主义基本原理、大学生心理健康教育;②教师提供的和学生自己通过图书馆、网络获取的学习资源
热爱中医事业,积极运用中医药理论、方法与手段,将预防疾病、祛除病痛、关爱患者与维护民众的健康利益作为自己的职业责任	①新生入学专业思想教育、医古文、中国传统文化与中医等课程和所有专业基础课、专业课中有关世界观、人生观和职业观的教育内容;②教师提供的和学生自己通过图书馆、网络获取的学习资源
尊重患者的个人信仰、人文背景与价值观念差异。尊重患者及家属,认识到良好的医疗实践取决于医生、患者及家属之间的相互理解和沟通。具备依法行医的观念,能够运用法律维护患者与自身的合法权益	①社会医学、医学伦理学、卫生法学、医学心理学、中国传统文化与中医等课程内容;②教师提供的和学生自己通过图书馆、网络获取的学习资源
尊重生命,重视医学伦理问题。在医疗服务中,贯彻知情同意原则,为患者的隐私保密,公正平等地对待每一位患者。 在应用各种可能的技术追求准确的诊断或改变疾病的进程时,能够充分考虑患者及家属的利益并发挥中医药卫生资源的最大效益	①医患沟通、医学伦理学、卫生法学、医学心理学等课程内容;②教师提供的和学生自己通过图书馆、网络获取的学习资源
具有终身学习的观念,具有自我完善意识与不断追求卓越的精神。 具有科学的态度,具有批判性思维和创新精神	①读书笔记、综合实训、暑期见习活动、毕业实习等实践;②网络学习;③各类各级学科竞赛等第二课堂;④医学综合和学术论文的撰写,教师推荐的学习资源
具有实事求是的工作态度,对于自己不能胜任和安全处理的医疗问题,主动寻求其他医师的帮助。 尊重同事和其他卫生保健专业人员,具有团队合作精神	①课堂作业、读书笔记、各类考试、综合实训、劳动课、暑期见习活动、毕业实习等实践;②网络学习;③各类各级学科竞赛等第二课堂;④医学综合和学术论文的撰写,教师推荐的学习资源

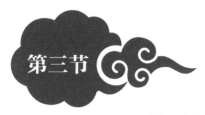

第三节

基于达成人才培养目标的课程体系建设

　　课程体系是指在一定的教育理念指导下,将课程的各个构成要素加以排列组合,使各个课程要素在动态过程中统一指向人才培养目标实现的系统。课程体系是学校教学的基础,是实现培养目标的载体,是保障和提高教育质量的关键,对于高水平中医药人才培养起着至关重要的作用。建立符合时代要求的课程体系,培养适应经济社会需求的人才是学校教学工作的核心任务。学校贯彻"以学生发展为中心"的教育理念,对接中医药大健康产业发展,结合岗位胜任力培养需求,依托医教协同培养双主体,根据中医学专业培养目标,将中医学专业桂派杏林师承班开设的全部课程划分为四大模块,分别是通识课程、学科基础课程、专业课程、特色与创新创业模块。该体系包括必修课、限制性选修课、非限制性选修课等,遵循"加强基础、提高能力、注重素质、发展个性"的原则,体现了课程计划和课程体系的科学性、完整性,为培养学生知识、能力、素质的协调发展提供了保障。

一、通识课程

(一) 通识课程的内涵

　　通识课程是指除专业教育之外的基础性教育课程,是通识教育的主要载体。"通" 就是要求学生能通达不同领域,"识" 不仅局限于 "知识",还包括人的情感、意志、责任等。通识教育的目的在于为学生提供多学科、跨学科的知识,提供丰富多彩的文化背景介绍以及深入思考问题、研究问题的方向和方法,为学生成长成才和良好品质养成服务。

2017年,国务院印发《国家教育事业发展"十三五"规划的通知》(国发〔2017〕4号),明确把"探索通识教育和专业教育相结合的人才培养方式,推行模块化通识教育,促进文理交融"作为"改革创新驱动教育发展""深化本科教育教学改革"的重要举措。

2017年,国务院办公厅印发的《关于深化医教协同进一步推进医学教育改革与发展的意见》(国办发〔2017〕63号)指出,"夯实5年制临床医学、中医学教育基础地位。把思想政治教育和医德培养贯穿教育教学全过程,推动人文教育和专业教育有机结合,引导医学生将预防疾病、解除病痛和维护群众健康权益作为自己的职业责任。统筹优化通识教育、基础教育、专业教育"。

结合对通识教育的一般认识和医学人才培养的特质,学校将通识教育定义为专业教育之外的,着眼于学生素质修养、综合能力、道德情感和融入社会等方面的教育,其目的是矫正高等中医药教育日益专业化所导致的知识偏狭和能力缺失。

医学具有自然科学和社会科学的双重属性。未来的中医人才需要具有广博、丰富的人文社科知识,高尚的道德品质,良好的身心素质、合作和沟通的能力以及创新能力。学校通过课程规划建设和人才培养方案调整,建立了具有中医药特色和地方特色、鲜明时代特征的桂派中医人才培养通识教育模式和课程体系,让学生在明确个人学习志趣的基础上,实现认知、思维、表达和知识运用方面的融会贯通、全面发展。

(二) 通识课程的作用

通过通识教育传递科学与人文精神,帮助学生培养完全人格,领悟不同的文化和思维方式,养成独立思考和探索的习惯,对自然和社会有更高境界的认知。学校打破分门别类的学科壁垒,打通线下教育和线上教育渠道,开设了包括但不限于思想品德与法律基础、文史经典与文化传承、哲学智慧与批判性思维、文明对话与世界视野、科学精神与科学探索、生态环境与生命关怀、艺术创作与审美体验、计算机应用基础、英语、体育等通识公共教育课。

（三）通识课程的实施途径

学校坚持以素质教育为核心,以培养积极参与社会生活的、有社会责任感的、全面发展的社会人才为目标来思考、研究、开展通识教育。通识课程线上资源丰富多样,由区内外教学名师以及知名教授等担任主讲教师和课程负责人。学校根据学生素质培养需求设计了不同的通识课实施路径,形成了课程导学、小班讨论、多元考核、网络互动等富有特色的教学模式。

1. 人文课程

人文课程包括语言沟通与情感交流、历史文化和风俗习惯、社会制度与生态环境、伦理道德与法律规范、心理学、政治与经济等,旨在帮助学生树立敬畏生命、热爱生命的生命价值观,形成健全的人格,培育良好的人文情怀,学会有效避免和正确处理医患矛盾,运用伦理规范来避免和减少医学科技带来的负面效应。教学形式采用线上、线下、线上线下相结合方式,线上学习优质网络课程,线下举办专题讲座;学生分组汇报学习成果,总成绩由线上、线下两部分组成。

2. 课外讲堂

课外讲堂包括聘请区内外名师名医举办讲座等,旨在通过名师名医的人格魅力、精神感召激发学生的求知欲,帮助医学生开阔视野,丰富知识储备。

3. 经典阅读

筛选百部经典书籍和电影供学生选择性阅读或观看,采取撰写读后感的方式进行考核。经典作品凝聚着民族和时代的精神,汇集了人类最美好的创造,人类精神文明的成果通过经典代代相传。阅读经典可以打破时空限制,与千年之远、万里之外的生命进行良师益友般的对话,帮助学生积淀人文底蕴,提高个人修养和素质,锤炼无私奉献、乐于助人、勇于创新的品格,促进学生的全面发展。

4. 社区交流

通过 QQ 群、微信群、线上课堂讨论等方式为有共同兴趣爱好的学生搭建虚拟社区交流平台,在社区进行问题讨论以及语音、视频、图片和文字资料的交流共享,在共享中提升学生的哲学社会科学素养、人文素养、自然科学养、美术素养和实践能力,充分尊重学生的个性发展,开发挖掘不同个体的潜质,增强学生学习主动性。

5. 真实体验

开展志愿服务、体育活动、艺术展览、艺术体验(如工艺作品、陶艺等)、表演、参观、比赛等多种形式的体验活动,使学生通过亲身体验了解社会,增强社会实践能力,为其提供更大的发展空间和平台。制定并实施校级科研课题带本科生参与制度,让学生早期即可参与科学研究,增强实践创新能力。

二、学科基础课程

(一)学科基础课程的内涵

1. 学科基础课程的定义和特征

学科基础课程是指学科中最基本的课程,是构建学科体系的重要组成部分,是学生学习各种专业课程的基础和前提。

学科基础课程具有以下几个特征:①理论性强,学科基础课程涉及学科的核心理论、基本概念和基本原理等,要求学生具备系统化、逻辑化和科学化处理学科专业问题的能力。②跨学科,学科基础课程的学习与其他学科相互渗透,它们相互联系、相互作用,为学生提供各种学科知识和思维方法。③注重实践,学科基础课程注重实践探究,强调学习与实际应用相结合,让学生能够将理论知识应用到实际中去解决具体问题。④重视创新,学科基础课程注重培养学生的创新思维和综合应用能力,可为其未来的发展打下坚实的基础。一般来说,学科基础课程应以提高学生的综合素质、培养学生的创新思维、提高学生的学术水平、为学生职业发展打下坚实基础的目的。

2. 学校重视学科基础课程建设

课程是为人才培养服务的,不同的人才培养目标决定了学科基础课程的教学内容、教学组织应该有所区别。学校将中医学人才培养目标定位为培养应用型人才,注重发挥学科基础课程对学生实践能力培养的作用,具体从以下几个方面考虑:①重视和明确学科基础课程在课程体系中的基础性地位,在学科基础课程的教学内容、教学组织等方面的设置上与后续的专业课程紧密联系,充分发挥学科基础课程对专业课程的指导性、辐射性和拓展性作用。②加强对学生的指导,让学生了解学科基础课程与专业课程的关系,理解开设和学习学科基础课程的意义,进而激发学生的学习兴趣。③结合学校对人才培养的定位以及社会对人才的需求,从课程功能定位、教学内容选择、教学过程实施各个层面对学科基础课程进行系统设计。

3. 中医经典是重要的学科基础课程之一

中医经典是中医学的重要组成部分,是中医学传统知识和理论的基础,当前中医经典获得了越来越多的关注和认可。中医四大经典已经成为中医学专业重要的学科基础和专业课程,主要基于以下原因:①学习中医经典是中医学生求学生涯中不可或缺的阶段,中医经典教学能够使学生更好地理解和掌握中医学的基础理论、临床思路和分析方法,帮助其在临床实践中更好地运用中医理论,提高中医诊治水平;②中医经典教学能够使中医学生更清晰地认识到中医学科的特点和优势,帮助增强中医学生的专业自信心;③中医经典所蕴含的医学思想是中国传统文化的重要组成部分,包括中华民族独特的思维方式、价值观念和生活方式,具有重要的文化价值和社会价值,中医经典教学不仅能帮助学生更深刻地理解中医学的发展史,还能帮助传承和发扬中华优秀传统文化。

(二) 学科基础课程的作用

学科基础课程是中医学专业的核心课程,对于学生打好中医学基础、掌握中医学理论、提高临床实践能力具有至关重要的意义。学科基础课程的作用主要有:

(1)提高中医学理论水平:中医学科基础课程包括中医基础理论、中医诊断学、方剂学、中药学和四大经典等内容,学生通过学习这些课程可以掌握中医学的基本知识,对中医学的体系结构有更加深入的了解,有利于提高其中医学理论水平。

(2)掌握中医诊断方法：学科基础课程包括舌诊、脉诊、病证辨析等内容，这些课程能够帮助学生掌握中医诊断的方法，正确地诊断病情。

(3)培养中医思维方式：学科基础课程强调中医学的整体观念和个体化治疗，强调病因病机的分析和辨证施治的方法，有利于培养学生中医思维方式，使其能够从中医学的角度分析和解决临床实际问题。

(4)培养中医学研究能力：中医学科基础课程中包括中医基础理论、中药学、药理学等课程，需要掌握中医药的基本概念、基本理论和基本技能，了解中医学的发展历程和现状，掌握中医学的基本研究方法和技术，为今后从事中医学研究奠定良好基础。

(5)加强中西医结合教育：学科基础课程是中西医结合教育的基础，它既强调中医学的独特性和整体观念，也注重与西医学的衔接和互补，强调中西医结合的思路和方法，有利于加强中西医结合教育，促进中西医相互交流与融合。

(三) 学科基础课程的实施路径

1. 体系重构

在学科基础课程方面，学校强调"先中后西"原则，把培养中医理论功底扎实的应用型中医学人才作为学科基础课程设置的出发点，中医基础理论、正常人体解剖学、组织学与胚胎学、生物化学、《黄帝内经》、生理学、病理学、病理生理学、医学免疫学与微生物学、《伤寒论》、《金匮要略》、温病学、中医各家学说等中西医基础课程并行开设，帮助学生树立中医自信、铸牢中医本位意识。

2. 回归经典

重视经典、研读经典是帮助学生迅速融入临床、感悟中医理论体系、提升中医实践能力的有效途径之一。为培养学生中医思维，学校强化中医经典在学科基础课程中的重要地位，增加中医经典教学学时，着重增加实践课时比例，注重经典原文诵读，建立中医经典临床案例库，理论与实践紧密结合，运用多种教学模式，让学生真正参与中医经典课堂，提升学生课堂的专注力和学习兴趣。

3. 内容整合

教学内容是课堂教学的中心,由于学科基础课程具有宽口径、厚基础的特征,为了避免多而不精,提高教学效率,学校结合人才培养目标和专业特征,对学科基础课程的内容结构进行整合和优化。具体如下:①合理安排理论课与实践课的课时比例,根据应用型人才培养的需求,在课时分配上设置合适的实践课时,同时对理论教学内容进行精选,在保证知识体系完整的基础上,结合人才培养定位实施中医知识的模块化教学,注重模块之间的衔接,减少纯理论知识的灌输。②教学内容注重学科基础课程与专业课程的衔接,体现学科基础课程的基础性,让学生更直观地认识到学科基础课程的重要性,在案例分析和理论应用中结合专业问题,拉近学科基础课程与专业课程的距离。

4. 改进教法

教学方法是人才培养的一个重要组成部分,它直接影响着培养目标的实现程度。由于学科基础课程具有内容多、理论性强等特征,学校强调学科基础课程教学在传统理论讲授的基础上的多元化发展。具体如下:①在学科基础课程教学过程中引入 PBL、CBL 教学方法,充分发挥学生的主观能动性,培养学生的团队合作意识和能力,让学生通过主动思考和积极参与,达到掌握理论、解决现实问题的目的。②开展小班教学,开展案例分析、情景模拟、模拟演练等多样化教学活动,提高学生在教学中的参与度与学习积极性。③将学科基础课程的教学与现代先进教育技术相融合,充分利用网络信息技术,开发慕课、微课资源,提高教学质量。

三、专业课程

(一) 专业课程的内涵

专业课程是指在专业教育体系中,由专门的具有较强社会应用性、技术实用性的学科或主题组成的课程。中医学专业课程是为了让学生在毕业后成为中医学应用型专业工作者而设计的,旨在帮助学生深入了解中医学学科临床应用领域的知识、技能和实践经验,主要锚定的是学生岗位胜任力的培养。专业课程通常分为基础层次、核心层次、选修层次、拓展层次，每个层次有着不同的特点和要求，内容逐步加深。学生需要根据自己的需求和兴趣进行选择和学习，通过不同层次的专业课程的学习，学生可以更好地掌握专业知识，提高自身的专业素养和综合素质，为未来的职业发展奠定坚实的基础。

1. 基础层次

基础层次是专业课程中最基础的一层，旨在为学生提供必要的基础知识和技能。基础层次通常包括如下课程：中医诊断学、西医诊断学、中药学、方剂学等。这些课程都是与专业相关的基础课程，学生需要通过这些课程为后续的深入学习打下坚实的基础，没有这些知识，学生将无法进一步学习中医学临床应用学科的其他内容。

2. 核心层次

核心层次是专业课程中最重要的一层，旨通过专业性的理论教学和实践教学为学生提供专业知识和技能。核心层次通常由一系列必修课程组成，包括针灸学、中医内科学、中医外科学、中医骨伤科学、中医妇科学、中医儿科学、推拿学等，这些课程都是医学专业必修的核心内容。

3. 选修层次

选修层次属于专业课程中的自由层次，学生可以自由选择自己感兴趣的课程进行学习。选修层次的课程涉及大量的专业分支领域、医学科学研究等内容，可以帮助学生深入了解专业领域的不同方面，拓展知识面，提高专业素养。选修层次的课程包括医学心理学、社会医学、医学统计学、医学科研方法学等。

4. 拓展层次

拓展层次是专业课程中的最后一层，旨在为学生提供更广泛的专业知识和技能。拓展层次的课程通常涉及本学科专业与其他学科领域交叉融合的知识，如民族医学、中药炮制、循证医学、性医学、特色医学、特种医学等，这些课程可以帮助学生更好地理解中医学与其他相关学科的融合发展，对学科内涵、学科发展有更深入的认识，同时也可以帮助学生提高综合素质。

（二）专业课程的作用

中医学专业课程是培养高水平中医人才的重要课程之一，涵盖中医学的临床知识和实践经验，具有以下几个方面的作用。

（1）理论指导：专业课程是培养中医医生的基础课程，系统介绍了中医学临床各科的理论基础，为学生提供了全面深入的临床理论指导，为学生将来的实践打下坚实的理论基础。

（2）技能培养：专业课程的教学内容不仅包含中医临床各科理论，还包括中医诊断、治疗技术等方面的实践技能。学生在专业课程的学习中，通过理论学习与实践练习（包括接触真实病例），逐步掌握临床实践技能，提高中医诊治水平，成为具有独立思考和解决问题能力的中医人才。

（3）情感塑造：专业课程在教学内容中强调中医学独一无二的文化价值，传递中华优秀传统文化的精髓和内涵，从而增强学生对中医的认同感和归属感，使学生不仅关注中医临床的知识与技能，更加关注中医药的社会、文化和人文价值，从而形成积极向上的人格和情感。

（三）专业课程的实施路径

1. 强化实践

学校强调以岗位胜任力为导向，把培养中医学应用型人才作为专业课程设置的基本依据，对中医内科学、西医内科学、中医外科学、西医外科学、中医妇科学、中医儿科学、中医耳鼻咽喉、针灸学、推拿学、临床综合实训等中西医临床课程教学内容进行系统优化，突出"实践"教学，提倡 PBL、CBL 教学，使教学更贴近临床、贴近应用。

2. 职业导向

专业课程依托医教协同育人模式，基于临床工作任务设计学习任务，形成课程的内容体系，实现学生职业能力的培养，体现专业人才培养与岗位的契合度。

3. 多元教学

专业课程坚持"以学生为主体,教师为主导"的双主体育人理念,通过多样化的教学方法帮助学生更好地理解和掌握课程内容。针对不同的课程和学生,采用不同的教学方法,提升学生自主学习、自主探究的动力和能力,培养学生基于任务分析问题、解决问题的能力。

4. 技术融合

专业课程以现代信息技术作为教学手段,与传统课堂深度融合,构建混合式、融合式智慧课堂,创设线上 + 线下、虚拟 + 现实、模拟 + 实景多重教学情境,借助智慧教室、中医临床综合实训平台等智慧教学平台,实现物理、资源、社交三大空间深度融合,打破课堂边界,实现泛在学习,提升学生自主学习动力和自主思考能力。

四、特色与创新创业课程

(一) 特色与创新创业课程的内涵

特色与创新创业课程是中医学人才培养过程中的一项独特的教育课程,旨在帮助学生掌握创新创业过程中所需要的知识和技能,激发学生的创造力和创新思维,提高创新创业能力。在这类课程中,通过案例分析和实践活动,学生不仅要学习创新创业的基本理论,还将面临真实的专利技术开发和面向社会的行业实践的挑战,并被要求能够独立思考和解决问题。

特色与创新创业课程有以下几个特征:

(1)实践导向:特色与创新创业课程是以实践应用为基础的课程,学生将学习如何正确理解当前的医疗环境、如何应对挑战、如何创新等内容。通过实践活动,学生将获得真实的职业技术应用经验,并学习如何将这些经验转化为发展机会。

(2)跨学科性:特色与创新创业课程是跨学科的课程,涉及医学、工学、理学、管理学、社会学等多个学科领域,这种跨学科性可以让学生全面地了解创新创业过程中的各个方面,从而更好地应对挑战。

(3)以赛促练:特色与创新创业课程将以赛促练作为主要的教学手段,学生将研究分析创新创业案例并积极参加实践比赛,从比赛中汲取经验和教训,学习如何创新创业、如何保持自身竞争力。

(4)团队合作:特色与创新创业课程强调团队合作,学生需要学习如何与他人合作、如何建立信任、如何分工以及如何有效地沟通。

(二) 特色与创新创业课程的作用

特色与创新创业课程使学生具备创新意识和创业技能,能够更好地应对医疗行业现今所面临的挑战。学生在课程中,将学习如何提高自己的创新创业能力,从而更好地实现自己的职业发展。特色与创新创业课程是跨学科的课程,它促进了不同学科之间的交叉和融合,对学生创新精神的培养具有重要意义。

(三) 特色与创新创业课程的实施路径

1. 题材选择

在选择课程案例的题材时,注重多角度切入,涵盖多种主题。如以个人发展为切入点,从职业规划、品格培养、社交技能等方面进行探讨;以团队合作为切入点,从团队协作、人际关系管理、领导力培养等方面进行探讨;以科研项目、临床应用、创意创新、科技成果转化等为切入点,从思维方式、技术手段、疗效对比等方面进行探讨。

2. 教学方式

特色与创新创业课程的教学方式多元化,包括讲解、讨论、案例分析、实践考察等多种方式。针对不同的主题,采用不同的教学方式,满足学生不同的学习需求。

3. 教材选择

特色与创新创业课程的教材选择多元化,包括使用传统教材、案例材料、报告文件、网络资料等多种形式的材料。此外,还邀请专家学者、行业技术开发者等进行客座讲座,让学生听取实际经验,拓宽视野。

4. 实践教学

特色与创新创业课程的教学注重实践性,通过实践活动、课程设计、创业实验等形式,让学生在实际操作中学习相关知识和技能,培养学生创新意识和创业思维,提高实践能力。

5. 评估方式

特色与创新创业课程的评估方式注重全面性和多元性,采用比赛项目评审方式,检验学生掌握的知识和技能,适当加入实践考察、实际项目调研等方式,提高评估的准确性和实效性。

6. 教师角色

特色与创新创业课程教师注重引导与激励,通过扮演指导者和辅导者的角色,引导学生学习相关知识和技能,激发学生的创新精神和创业热情,培养学生良好的职业素养和创新意识。

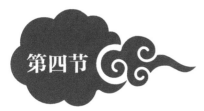

第四节

基于 BOPPPS 模式的课堂教学设计

教学设计是一个系统规划教学活动的过程。教学设计的基本思路是处理好学习产出、过程与内外部条件的关系。教学设计以学生为出发点,根据反馈信息调控教学活动的各个环节,优化教学活动的过程。

教学设计从"我要去哪里""我如何去那里""我怎么判断我已经到达了那里"3 个基本问题入手。"我要去哪里"确定具体的教学目标;"我如何去那里"分析学生起始状态,确定教学内容、教学过程、教学方法,选择教学媒介等;"我怎么判断我已经到达了那里"评价目标达成度。

BOPPPS 教学模式是以认知理论和建构主义为理论依据,强调学生的参与和反馈。BOPPPS 教学模式将课堂教学过程分为导入、学习目标、前测、参与式学习、后测、总结 6 个要素。在教学理念上,教师关注的重点应该是学生"学到了什么";在教学目标上,必须按照认知规律,设定清晰、具有可测性的目标,便于学生评估自己掌握知识的程度;在教学方法上,强调参与式教学,力求学生能在课堂上充分发挥主观能动性,独立思考,养成创造性思维。BOPPPS 教学模式的核心内涵是通过对教学环节的科学规划和设计,以实现知识的高效输出,达到教学效果、教学效率、教学效益的有机统一。

学校教学设计分为 5 步实施:①学习目标设计遵循精确性和可观测 2 个原则,采用 ABCD 教学目标编写法,从知识、能力、素养 3 个领域进行设计。②学情分析,关注学生一般特点分析和起点能力分析,通过前测,测出学生真实的学情。③教学内容的选择以服务学习目标为导向,以教材为基础进行组织、补充、加工,注重科研反哺教学,做到确定知识点、突出重点、突破难点。④教学过程基于 BOPPPS 教学模式,将课堂教学过程分为导入、学习目标、前测、参与式学习、后测、总结 6 步。⑤教学评价是对教学进行价值判断的过程,通过前测、后测,结合课后分析和总结,实现测评—反馈—修正—改进的正向循环,提升教学效果,达成学习目标。

一、学习目标

(一) 内涵

学习目标表明了学生在完成学习后,在知识、能力、素养等方面即将发生的变化,让学生对课程学习收获有一个预期的结果、标准。学习目标对于教师和学生来说都非常重要,它影响着课堂教学的整体设计与学习效果。明确的学习目标可以为教学设计的其他元素奠定基础。学习目标是指导教师教学活动的指南,是教学活动的指向,能帮助教师理清教学思路,合理组织教学内容,科学选择教学策略、教学媒介,设计评价方案,实施学生学业表现评价并给出成绩。学习目标也为学生提供了一个课程路线图和基准。明确的学习目标可以帮助学生提高对学科专业的认识、激发学习动机、端正学习态度、自觉参与学习、形成有效的学习方法和学习手段,从而提高学习水平和学习效果。同时,以学习目标为基准,学生可以对照目标评价自己的学习成效,找差距,增强自我效能感。

(二) 学习目标的分类

学习目标一般可分成知识、能力、素养 3 个领域。知识领域关注知识的学习和智力技能的培养,布鲁姆教育目标分类将认知分为记忆、理解、应用、分析、评价、创造 6 类。能力领域关注骨骼和肌肉的使用、发展和协调这类动作技能,辛普森将动作技能分为知觉、准备、有指导的反应、机械动作、复杂的外显反应、适应、创新 7 类。素养领域关注态度的形成或改变、鉴赏能力的提高、价值观念的更新、高尚情操的情感培养等,克拉斯伍将情感分为接受、反应、评价、组织、个性化 5 类。知识、能力、素养 3 个领域分类均从简单到复杂排列,如在认知的 6 个层次中,前 3 类是属于低阶认知水平,一般伴有直接的、无歧义的答案;而后 3 类属于高阶认知水平,不同的角度就会产生不同的答案。3 个领域的分类为编制学习目标提供了综合的、明确的参考框架。当然,学习过程往往同时涉及多个领域,需综合考虑某一学习内容不同类型的学习目标,在教学活动过程中,在知识、技能学习的同时关注情感,促进学生的全面发展。

(三) 学习目标的设计

学习目标是教学设计的核心,也是 BOPPPS 模型六要素中最重要的元素。高质量的学习目标必须准确说明学生学习后能达到的程度和水平,必须具有可观察性、可测量性。目标准确可以让学生明确行动的方向,可观察、可测量指教师能清晰地观察学生行动的结果。

基于 ABCD 法的教学目标设计是指以行为术语陈述教学目标,可明确指出通过学习学生将获得的能力是什么,教师如何观察和测量这种能力。ABCD 法主要包括对象(audience)、行为(behavior)、条件(condition)、程度(degree) 4 个要素。在设计学习目标时,需明确对象(即学生)在什么样的条件(即学习时间、设备、案例等)下,采取什么样的行为(即可以观察、可以考核),学习效果可以达到什么样的程度(即知识应用、解决问题的程度)。ABCD 法可公式化表述为"主语 + 条件 + 程度 + 行为动词 + 学习内容"。下面以"中医临床技能培训"课程中的小夹板固定为例对教学目标的编写进行说明。

知识目标:学生通过小组互动方式,能够向同伴表述骨折固定的目的、材料和方法。

能力目标:学生通过团队合作,能运用小夹板对伸直型桡骨远端骨折、肱骨外科颈骨折、胫腓骨干双骨折、肱骨干骨折进行固定操作,临床协作能力得到提高。

情感目标:学生能通过情景模拟选择合适且有效的治疗方式减轻患者的痛苦,理解中医骨科特色治疗理念,增强团体合作精神。

二、学情分析

(一) 内涵

学情分析是指在教学设计的过程中了解学生的学习情况,做好学生学习风格的分析工作,是教学设计前期的重要环节。通过学情分析,教师可以全面了解学生,为学习内容的选择与组织、教学活动的安排、教学策略的采用等指明基本方向,为有效教学提供动力。学情分析主要分为两方面:①学生一般特点分析,包括认知发展特点分析、学习动机分析、学习风格分析;②学生起点能力分析,包括知识起点能力分析、技能起点能力分析、态度起点分析。

(二) 通过前测了解学情

BOPPPS 模型中的前测是指对学生开展课前测试,能测出学生真实的学情,对教师而言,能帮助了解学生的既有经验、兴趣所在和发展需要,随时调整教学的进度和内容的深度;对学生而言,可以温故知新,帮助提高注意力,快速聚焦即将讲授的内容。下面以"皮肤性病学"课程中的"皮肤病的视诊"为例进行说明。

教学主题:学生能根据案例图片,正确描述视诊的内容。

前测设定:同学们,请在以下图片中找出你认识的皮损,并观察它们有什么特点。

首先,该前测需要学生根据图片寻找认识的皮损,皮损是已经学习过的知识点,通过前测,教师可以了解学生对旧知的掌握情况。案例选择大学生比较关心的痤疮,能有效激发学生兴趣。其次,该前测需要学生观察这些皮损的特点,这是当下课堂需要学习的新知,学生的回答各式各样,多从大小、颜色、数目、形状、分布等进行描述,教师可从这些回答中了解学生不同的思考角度,并在课堂教学时引导学生从皮损的表面特点、边缘及界限、排列、内容物等较少被提及的观察角度进行思考。

(三) 学情分析编写举例

下面以"中医内科学"课程中的"心系疾病 不寐"章节为例继续说明。

1. 有利学情

(1)专业目标明确:授课对象是大三学生,有中医基础理论、伤寒论、方剂学、中药学等相关课程基础,专业目标明确,对临床课程兴趣浓厚。

(2)有一定专业基础:在学习"不寐"之前,学生已经学习了肺、心、脑系疾病,对病因病机的分析推理、疾病的辨证论治已进行了多次中医临床思维训练。

(3)信息获取便利:现代信息技术发达,学习类 APP 五花八门,学生通过手机+网络极容易获取需要学习的知识。

(4)对本节课内容有初步的认识:学生课前通过智慧学习平台的线上课程预习"不寐"的相关内容,对不寐的定义、诊断标准、病因病机有大致了解。

2. 不利学情

(1)学生存在知识断层:中医内科学涉及多个学科,如中医基础理论、中医诊断学、方剂学、中药学等,而这些课程一般都在学生入学早期开设,间隔时间较久,学生存在知识断层,导致知识不连贯,学习中医内科学的难度增加。(教师)通过线上课程与学生沟通得知,大部分同学了解心、肝、脾、肾等脏腑的生理功能,但并未真正理解这些脏腑生理功能异常带来的变化,以及这些脏腑之间又是如何通过五行相生相克进而导致不寐。

(2)中医内科学综合内容多:中医内科学的知识点乱、繁、杂、抽象、枯燥乏味;中医内科病证的概念、病机、临床表现、治法、方药之间存在相似又相异之处;传统中医内科学课堂教学效果差,许多学生因此产生厌学心理,上述问题均对教师提出了巨大的挑战。

(3)将中医内科学教材中的理论思维转化为临床实践思维需要教师的训练和引导:教材是对知识的归纳,而实践是对知识的演绎,两者在衔接上存在不足。即使学完了中医内科学,学生在进入临床实践时仍可能会感到茫然无措,这在一定程度上降低了学生对学习中医内科学的兴趣。如何搭建从理论到临床实践的桥梁,这正是教材所缺失的部分,也是教学的难点,为学生填补上这一"空缺"是教师在教学中应积极思考的方向。

(4)学生课前预习的自觉性不能保证:对于放至线上平台的课前知识,无法确认学生是否按要求认真观看。

三、教学内容

(一) 内涵

教学内容是指以学习目标为导向,选择与学生学情、教学培养需要、教学条件等相适应的教学材料,要求学生掌握的知识、能力、素养的总和。教学内容是教学活动的载体,将直接影响教学效果。对于高等教育而言,学科知识是课堂教学内容的主体。学科知识可以分为显性知识(陈述性知识、程序性知识)和隐性知识。理清教学内容结构是选择教学内容的重要环节,包括知识内容结构和方法程序结构。在知识内容结构上,以教材为参照,根据学情,理清知识脉络,形成清晰的知识结构;以知识点为支点,适度拓展延伸;挖掘学科知识中学科思想与学科观念之间的内在联系。在方法程序结构上,注重学科学习方法和研究方法的构建。

(二) 教学内容的选择路径

教学内容的选择以服务学习目标为导向,需要明确以下 3 个步骤:①在学习目标的基础上,钻研教材,理清知识脉络,掌握教材的知识体系,初步确定学生应该学习的内容和应该完成的学习任务。②对教材内容进行组织、补充、加工时,注重科研反哺教学,将最新的科研成果及时转化为教学内容,让科研成果和学科前沿知识进课堂、进教材、进实验室,有效地促进教学与科研的结合。注意,重构的教学内容的容量、难度、深度、广度需与学生学习实际相适应,应有助于学生进行进一步的探索与研究。③确定知识点,突出重点,突破难点。知识点包括知识、能力、素养等方面的教学内容;重点、难点以课程质量标准为依据进行合理设计。重点内容设计应丰富,难点内容教学时要选择合适的策略帮助学生突破提升。

下面以"中医外科学"课程中的"疮疡 - 丹毒"章节为例对教学重点、难点设计进行说明。

1. 教学重点

(1)内容:丹毒的临床特点及辨证论治。

（2）分析：丹毒局部病灶的特点及发热时段是丹毒诊断和辨证的基础，是与其他阳证疮疡的主要鉴别点。丹毒的辨证论治与发病特点相关。

（3）对策：通过展示丹毒的病灶图片，让学生自己去观察发现丹毒的病灶特点，帮助学生加深印象；通过辨析"血热"这一病证在内外科中的不同，帮助学生从病因角度进一步分析丹毒发热时段不同的原因及相应对策；通过引入外科经典理论，帮助学生理解和记忆丹毒的辨证论治。

2. 教学难点

（1）内容：外治法的选择。

（2）分析：丹毒的外治法很多，甚至有与"热者寒之"理论看似相矛盾的治疗方法（如艾灸、红外线治疗等），学生很难理解和应用；且丹毒病灶情况复杂，如何结合临床实际选择合理的外治法，是学生临床实践的重要内容。

（3）对策：结合中医经典，从病因、病机多角度分析，对比讲解各外治法的理论依据，并提供相关参考文献，发散学生的临床思维；同时展示不同的临床病灶图片，结合各外治方法的优缺点，引导学生思考如何合理选择外治方法。

四、教学过程

（一）内涵

教学过程是指课堂教学方案的实施过程与教学活动的操作过程，是教师指导学生进行学习，以促进其身心发展的教育活动过程。教学活动设计是教学设计的核心环节，直接决定着课堂教学的质量。教学过程涉及教师、学生、课程、方法、目的、环境、反馈7个要素。教学过程的设计，是教学内容与教学方法、教学媒介的统一。

教学方法是在课堂教学活动中，师生为了完成学习目标，教与学相互作用的共同活动方式。教学媒介是教师或教学内容与学生之间的联系载体。常用的教学媒介有文本、黑板－粉笔、多媒体设备、虚拟现实设备、智能计算机辅助教学系统、网络课程等。

(二) 基于 BOPPPS 模式的教学过程设计

BOPPPS 教学模式以认知理论和建构主义为理论依据,强调学生的参与和反馈。BOPPPS 教学模式将课堂教学过程分为导入、学习目标、前测、参与式学习、后测、总结 6 个要素。

(1)导入是指进入课程教学的引言,引言要与学习目标相关联,与学生的经验相联系,为学生提供方向和动机。教学活动中,可选用风趣幽默的故事、新颖奇特的理论、解决现有疑惑的问答、强调学以致用的案例、总结旧知的小结等材料导入。

(2)学习目标是教学活动的重要环节。学习目标要以学生为中心,建立知识、能力、素养三维目标,让学生清晰明了自己学习的方向和应该达到的结果。

(3)前测是在学习目标确定后,在上课前对学生进行测试,能测出真实的学情。前测要与学习目标相关联。

(4)参与式学习是课程教学的核心环节,应根据不同的学习目标进行多元化设计,常见的形式包括角色扮演、头脑风暴、主题游戏、实物模型、合作学习等。

(5)后测是指在课堂教学快要结束之际及时对学生开展的检验或评估,以判断学生是否达到预期的学习目标。后测的设计也需要紧扣学习目标进行,根据不同的学习目标设计多元化的测试方法。

(6)总结是对授课内容进行简单回顾、简练整理以进一步巩固学习目标,可以采用板书、思维导图等形式进行。

(三) 教学过程设计举例

表 3-4-1 为"丹毒"教学过程设计举例。

表3-4-1 "丹毒"教学过程设计

教学环节	教学内容	教师活动	学生活动	设计意图	时间
		教学过程设计			
导入(B)	● 病案导入 温某，女，50 岁。 主诉:左小腿红斑，伴肿痛 2 天。 现病史:2 天前无明显诱因下出现发热，最高体温38.9°C，后发热自退，逐渐出现左小腿大片红斑、灼热疼痛，伴便秘、溲黄，舌红，苔黄腻，脉滑数。 既往史:既往有足癣病史	● 提问:该患者的发病特点有哪些? ● 归纳:根据学生回答归纳总结该患者发病特点: 1. 小腿红斑、肿痛 2. 局部红斑边界清楚，形态不规则 3. 先有发热，而后出现局部红斑 4. 有足癣病史 ● 引出:今日所学——丹毒	从病史特点及病灶图片中总结患者的发病特点及局部病灶特点	● 案例式教学:引起学生学习兴趣，并引导学生注意局部病灶，培养外科思维	1min
学习目标(O)	● 知识目标 1. 能有条理地讲述丹毒的典型特点，并与其他阳证疮疡做出鉴别(教学重点)。 2. 能说出丹毒的辨证论治(教学重点)。 3. 能逐一分析丹毒的外治操作原则和操作方法(教学难点)。 ● 能力目标 1. 通过案例，能对丹毒患者进行合理的辨证论治，选择合理的外治操作方法(教学重点，教学难点)。 2. 通过部位辨证，并与内科疾病的辨病辨证相比较，能逐步建立外科辨证思维，强调外科辨证以局部辨证为主 ● 素养目标 1. 通过对外治操作方法的选择，提高无创观、微创观(以消毒贵，以刀针为罪)。 2. 通过不同病灶图片的观察分析，引导学生根据不同病灶，选用合理的外治方法，培养批判性思维(教学重点)。 3. 通过丹毒以寒凉为主的理论与以热为主的灸法两种外治方法的理论对比，培养发现问题，思考问题的能力，开拓临床和科研思维	告知学生学习重点和难点	听讲	引起学生的重视，明确学习目标	1min

续表

教学环节	教学内容	教师活动	学生活动	设计意图	时间
		教学过程设计			
前测(P)	其他阳证疮疡(以发为例)的典型特点是什么?	● 引导归纳出答案 1. 局部以红肿热痛为主要表现,且可能出现化脓。 2. 越靠近病灶中心,红肿热痛越明显,向四周则逐渐减轻。 3. 先有局部红肿,逐渐出现发热,成脓期达到体温最高峰,脓出后体温逐渐降至正常。 讲解:从全身和局部病灶两方面对比讲解,与病例中的疾病相鉴别	学生通过所学及对病灶的观察,结合导入病人案回答问题	1. 复习前面所学,加深对知识的理解,有助于讲解,有助于丹毒与发的鉴别 2. 对比讲解,有助于丹毒与发病的鉴别	2min
参与式学习(P)	一、丹毒的诊断 (一)定义 1. 病因:火毒(溶血性链球菌) 2. 病位:皮肉网状淋巴管 3. 病性:阳证(急性感染性) 4. 特点:患处皮肤突然发红成片,色如涂丹 (二)诊断要点 1. 突然起病,多有皮肤黏膜破损及足癣病史。 2. 恶寒发热,常先于局部症状出现。 3. 局部皮肤忽然变赤,色如丹涂脂染,焮热肿胀,边界清楚,迅速扩大,数日内向愈,但易复发。 4. 好发于颜面,胸腹,下肢。	● 讲解定义:从病因,病位,病性,特点4个方面认识丹毒,并结合病灶图片(以临床典型的不同的案例图片为例),进一步展示丹毒局部病灶特点 ● 讲解:结合病案,从局部病灶特点,全身症状出现的时段,好发部位,诱发因素等各方面进行分析。通过多张病灶图片,进一步展示丹毒局部病灶发生发展的过程	观察病灶图片,自主分析,自主发现其中的特点及变化,再结合教师引导自主思考,理解	● 互动式教学:从方法的回顾到具体的实践,有助于学生临床思维的培养。 ● 临床病灶观察:提高学生的观察能力	7min

续表

教学环节	教学过程设计				
	教学内容	教师活动	学生活动	设计意图	时间
参与式学习(P)	二、鉴别诊断 1. 发:局部红肿热痛,甚至出现化脓,以病灶中心为主,四周肿势较轻而色浓,边界不清,一般不会反复发作,且发热多在成脓期体温最高。 2. 接触性皮炎:过敏物接触史,皮损以红肿、水疱,正诊为主,伴瘙热、瘙痒,多无焮痛;一般无明显的全身症状。	● 引导:学生总结分析丹毒与发的鉴别点(局部病灶特点及全身症状两方面出发);与接触性皮炎的鉴别。 ● 提问:通过日常生活经验,说出过敏性疾病的典型特点是什么,再结合病灶图片,说出局部病灶最典型的形态特点是什么? ● 总结分析:请学生总结分析	结合所学及日常生活经验思考回答	● 对比式、引导式学习:通过病灶图片,让学生通过对照观察,加深理解记忆	3min
参与式学习(P)	三、病因病机 内有血分伏热 ⎱ 二热相搏结郁阻肌肤 外感风湿热邪 ⎰	● 提问:丹毒的主要致病因素是什么? ● 讲解:丹毒的病因病机 ● 提问:外感风湿热邪从何而来? 引出中医外科经文: 疡科之症,在上部者,俱为风温风热,风性上行故也;在下部者,俱属湿火湿热,湿性下趋故也;在中部者,多属气郁火郁,以气火俱发于中也。——疡科心得集·高锦亭 提问:如何认识血分伏热? 讲解: 血分伏热——热邪由内而外透发 血分热(热入营血)——热邪由外向内传导	● 回答:热,火 ● 思考	1. 对比分析内科疾病与外科疾病二者之间血分热的不同以及发病机理的不同,进一步帮助学生建立对比思维,同时拓展课本以外的知识。 2. 引导式、启发式教学:让学生在已知到的知识点上发现未知的知识,引导学生深入思考问题,并使学会知识的迁移和应用	6min
前测(P)	请用连线方式找出外科疾病好发病部位与病因之间的规律 上 ╲ 湿热湿火 中 ╳ 风温风热 下 ╱ 气郁火郁	提问	回答	● 互动式教学:通过问题检验学习效果,有助于接下来的学习	1min

续表

教学环节	教学过程设计						时间
	教学内容				教师活动	学生活动	设计意图	
参与式学习(P)	四、辨证论治				• 讲解：根据发病部位与病因之间的规律，通过上中下三部辨证，对丹毒进行辨证论治。 • 提问：丹毒具体的证型和治疗原则是什么？	学生分析丹毒的证型和治疗原则	• 互动式教学：提高学生学习的积极性和成就感，提高课堂参与度	5min
	部位	证型	治则	方药				
	颜面	风热毒蕴证	祛风清热 凉血解毒	普济消毒饮				
	胸胁	肝脾湿火证	凉血泻火 清肝利湿	龙胆泻肝汤				
	下肢	湿热毒蕴证	清热利湿 凉血解毒	萆薢渗湿汤				
后测(P)	温某，女，50岁。 主诉：左小腿红肿，伴肿痛2天。 现病史：2天前无明显诱因下出现发热，最高体温38.9℃，后发热自退，逐渐出现左小腿大片红肿、肿胀、灼热疼痛；伴便秘、溲黄，舌红，苔黄腻，脉滑数。 既往史：既往有足癣病史				提问：该患者的证型和治则方药是什么？ 讲解：外科疾病辨证与内科疾病辨证的区别，同时强调外科疾病辨证以局部辨证为主，强调基本病因病机	• 回答：发病位于小腿，可以确定基本证型为湿热毒蕴，从而确定治则，选择方药	1. 通过案例，既能检验学生学习效果，也能加强学生学习的兴趣，同时让学生真实体会外科疾病的辨证以局部辨证为主。 2. 对比式＋拓展讲解，有助于学生外科思维的培养	1min

续表

教学环节	教学内容	教学过程设计		设计意图	时间
		教师活动	学生活动		
参与式学习（P）	五、中医外治 1. 药物外治：金黄散或玉露散 2. 砭镰法：定义、操作注意事项及禁忌证	• 提问：丹毒的外治方法有哪些？ • 讲解：药物外治 　　板书： 1. 药：金黄散或玉露散 2. 型：散剂　溶液 3. 法：箍围　溻法 展示病灶图片，启发学生思考教材建议的箍围法是否合适，根据不同病灶图片，引出溻法。 　　　　溻法 • 提问：溻法分冷溻和热溻，丹毒的治疗该如何选择呢？ • 引导：热者寒之的理念，丹毒治疗以平送绎冷溻比较合适，但是临床采用艾灸等热疗方法治疗丹毒是不是可以送热溻，到底选择哪种方式更合适？ • 讲解：从病因和病机两方面分析不同的治疗方法的原理。 • 讲解：砭镰法。强调以泄热为主的放血疗法。 • 板书： 　　　泻　砭镰法 • 讲解：通过古籍中的记载，分析砭镰法的操作注意事项及禁忌证。 赤丹急用磁锋砭去恶血，自下而上，则毒血流上，不可逆砭。 　　　　　——窦汉卿 小儿得之……以其气血嫩弱，脏腑柔脆，难任镰针，所以忌也。 　　　　　——李东垣	学生根据教师的提问思考并回答	1. 案例式、启发式教学：通过临床案例图片，引导学生自主思考，根据实际情况，选择合理的外治操作方法，培养学生的临床思维和批判性思维 2. 通过对不同治疗理念的讨论，引导学生思考、培养学生发现问题，思考问题的能力 通过外科经典文献中关于砭镰法的应用，加强学生对中医外科学自信	10min

续表

教学过程设计

教学环节	教学内容	教师活动	学生活动	设计意图	时间
后测 (P)	● 问题：下面两个病灶，分别适合什么外治操作方法？（配合相关图片）	● 提问：根据病灶，选择合适的外治操作方法。 ● 总结：根据不同的病灶，选择不同的外治操作方法，强调临床实际操作中，要有节约意识，同时强调以消为贵，以刀针为罪的微创观念，点出砭镰法主要用于治疗复发性丹毒	思考后回答问题	1. 加强学生学习中医的信心 2. 培养学生的微创观 3. 检验学生学习效果	1min
总结 (S)	丹毒辨证上中下，外治清热剂型挑砭镰放血下而上，内外兼治骚痈消外科辨证重局部，病因病机是首要	1. 根据板书，回顾重点内容 2. 以口诀做最后小结	回顾复习	利用口诀，增强学生对重点知识的记忆	1min
课后作业	结合丹毒的辨证论治选方及外治选方的原则，谈谈你对《理瀹骈文》中的"外治之理即内治之理，外治之药即内治之药，所异者，法耳"的看法？		学生课后思考并交流	课后思考题，培养学生的批判性思维及自主思考能力	
参考资料	[1] 王雷,石建华. 下肢丹毒的中医外治法研究概况[J]. 湖南中医杂志, 2019,35(7): 172-173. [2] 叶春,陈彬,沈潜. 栀黄散外敷治疗下肢丹毒34例[J]. 浙江中医杂志, 2019,54(1): 35.			拓展课本以外的知识，进一步加强外治法的学习	1min

五、教学评价

(一) 内涵

教学评价是以学习目标为依据,运用一定的技术手段,对教学进行价值判断的过程。教学设计实施方案的科学性、可行性、合理性、有效性和可操作性,需要教学评价来判断和检验。从评价功能的角度,教学评价可分为诊断性评价、形成性评价和总结性评价。

(1)诊断性评价主要是在教学活动前,对学生学习准备状态和影响学习的因素的评价,与学情分析中前测的内容相一致。

(2)形成性评价主要是在教学活动过程中,对教师教学和学生学习的过程及结果的测定,可以及时反馈信息以改进、优化教学活动,与 BOPPPS 教学模式中的后测相一致。

(3)总结性评价是在一个教学阶段结束后,对教师教学和学生学习结果的评定,评定的内容主要是学生对某门课程的掌握情况。

在教学设计中,一般以形成性评价为主,结合诊断性评价,实现测评—反馈—修正—改进的正向循环,提升教学效果,达成学习目标。

(二) 后测和教学评价

BOPPPS 教学模式中的后测是在完成教学内容后当场进行测试以检验学习效果的评价方式,需要判断学生是否达到预期目标,即"学生学到了什么",强调及时性,与教学评价中的形成性评价理念相同。

后测的设计需紧扣学习目标,以有效检验目标达成度。根据学习目标的不同领域,后测需采用不同的方式。针对知识目标,可采用选择、判断、填空等形式进行测试;针对能力目标,可通过案例分析、角色扮演、实操演练等形式进行测定;针对情感目标,可采用态度量表、学习心得、交谈等形式进行评价。

下面以"中医外科学"课程中的"湿敷操作"为例进行说明,学习目标设计如下:

(1)知识目标:学生通过学习能根据病情阶段正确选择药物剂型。

(2)能力目标:学生通过模拟学习能正确完成湿敷操作流程。

(3)情感目标:通过错误操作演示学习,培养学生无菌观念、爱伤意识。

根据以上学习目标,后测分别设置如下测试:

根据病情阶段,选择合适的药物剂型,完成以下选择。

(1)急性期伴有大量渗液或明显红肿(A)。

(2)急性期无渗液(BC)。

(3)亚急性期有渗液(EG)。

(4)亚急性期无渗液(BCH)。

(5)慢性期(DFH)。

A.溶液　B.粉剂　C.洗剂　D.酊剂　E.油剂　F.软膏　G.糊剂　H.乳剂

选择结束后,请学生在模拟人上进行湿敷操作。湿敷操作后,教师口述操作的注意事项(包括爱伤意识等人文关怀内容)。

(三) 教学评价举例

1. 教师评学

(1)课前预习:胃痛作为脾胃系疾病章节的第一堂课,其重点及难点内容繁多,且较难理解。学生在课前做好充分准备,重拾既往的中医基础理论、中医诊断方面的相关知识,能较好地将所学知识灵活运用到疾病的分析应用中;同时,提前预习该课所讲主题——胃痛,在听课过程中能较好地理解该课程的核心内容,达到事半功倍的效果。

(2)中医临床思维:课堂教学时采用启发式、探究式的教学方式,强化师生互动,学生专注度明显提升,能时刻紧跟教师的讲课步伐,一步步从生理机制推出疾病发生的过程,形成从病因、病位、病机、症状到疾病的认识思路。同时,在授课过程中亦存在小部分学生基础知识不够牢固、课前未做好预习准备,以致在课堂中比较被动,未能很好掌握重难点内容的情况。

(3)教学模式:利用多媒体与板书相结合的教学手段,采用 BOPPPS 教学模式结合 CBL 教学法,激发学生的学习兴趣,提高课堂参与率,学生积极参与互动环节,学习热情高涨,课堂气氛活跃,分组讨论期间积极互助。同时,小部分学生习惯了以往"灌输式"的教学模式,未能很好适应现代化教学新模式,不够热情主动。

2.学生评教

(1)课前提供评教量表,请学生对教学情况进行评教,主要包括教学规范、教学水平、教学方法、教学效果、课堂评价等。

(2)课程结束后,通过班委收集学生对教师教学的评价意见和建议,与学生积极沟通,了解教学效果、优势和不足,作为后续课程改进的参考。

基于新时代"四有"好老师标准的师资队伍建设

师资队伍建设是指学校通过引进、培育、考核、激励等措施,组建一支数量充足、结构合理、业务熟练、综合素质高的师资队伍,以保障学校发展需要。

"师者,所以传道授业解惑也。""师者,人之模范也"。教师素质是决定教育教学质量的关键。党的十八大以来,为培养担当民族复兴大任的时代新人,国家对教师队伍建设提出了新的要求。习近平总书记先后提出了"四有"好老师(有理想信念、有道德情操、有扎实学识、有仁爱之心)、"四个相统一"(教书和育人相统一、言传和身教相统一、潜心问道和关注社会相统一、学术自由和学术规范相统一)、"四个引路人"(学生锤炼品格的引路人、学生学习知识的引路人、学生创新思维的引路人、学生奉献祖国的引路人)、"大先生"(做学生为学、为事、为人的大先生)等一系列重要论述,为师资队伍建设指明了方向。

学校师资队伍建设的主要途径是:

(1)强化师德师风。学校坚持党管人才原则,实施人才强校战略,把师德师风作为评价教师、评价教师队伍建设的第一标准,健全师德师风考核制度,将师德师风建设要求贯穿教育教学全过程,使广大教师以德立身、以德立学、以德施教,自觉做学生的引路人。

(2)提升教师教学能力。以岗位胜任力为指引,强化教师专业水平和教学能力,教学、科研、医疗、社会服务四位一体协调发展,提升教师教书育人能力和水平。

（3）加大教学投入。建立激励与约束机制,保证教师自觉履行教书育人的使命,让教师回归教学,不忘教学初心;完善考核评价体系,强化教师教育教学管理。

（4）重视教师发展。构建常态化、系统化校院两级教师教学培养体系,满足教师专业化、个性化发展需求,形成阶梯式成长路径,全面提升教师综合能力。

一、师德师风: 师资队伍建设的要义

（一）师德师风的内涵

"学高为师,身正为范",教师素养首要在立德。师德是教师在具体教学实践中所表现的个人品行和行为规范;师风是教师群体所形成的职业氛围及风气。高校师德师风是指高校教师在具体教育实践中形成的道德品质、行为规范以及思想观念的总和。师德师风是教师立身之本,是学校的灵魂,直接关系到立德树人的成效,引领着学生发展、学校发展。

党的十八大以来,特别是教育部等七部门印发的《关于加强和改进新时代师德师风建设的意见》(教师〔2019〕10号)等文件的出台,进一步强调了师德师风对师资队伍建设的重要性,把师德师风表现作为教师考评的首要条件,全面落实教师职业行为规范十项准则。习近平总书记先后提出了"四有"好老师、"四个相统一""四个引路人",为师德师风建设指明了目标、基本路径及定位,进一步丰富了师德师风的新时代内涵。

师德师风体现了教师个体的基本素养,同时也反映了教师群体的整体风貌。加强师德师风建设有助于教师回归本分与初心,打造"四有"好老师,推动高等教育内涵式发展。师德师风是解决教育根本问题的前提,是教师自觉落实立德树人根本任务的关键,是师资队伍建设的第一要义,是建设教育强国、实现民族伟大复兴的基础。

（二）加强师德师风建设的作用

1. 有助于教师回归本分

教书育人是高校的基本职能,也是首要职能。教书与育人是教师的根本任

务,也是教师的本分。教书和育人相统一是师德师风建设的基本要求。加强师德师风建设,健全考核制度,能让教师坚定理想信念、涵养自身师德师风,在授业、解惑基础上,更执着于传道,达到"经师"与"人师"的统一,有助于引导教师热爱教学、倾心教学、研究教学,潜心教书育人。

2. 有助于教师回归初心

党的十八大报告提出,"把立德树人作为教育的根本任务",更为深入地阐释了素质教育的内涵。加强师德师风建设,健全考核制度,有助于让教师意识到立德树人的重要性,在教学实践中坚持正确政治方向,将专业知识教育与思想政治教育相结合,形成与思想政治理论课同向同行和协同效应,以德立身、以德立学、以德施教,用高尚师德提高学生思想水平、政治觉悟、道德水平和文化素养。

(三) 加强师德师风建设的实施路径

学校设置教师思想教育工作部,成立师德师风建设工作委员会,建立校院两级师德师风建设工作领导体系,制定《加强和改进教师思想政治工作的实施方案》等文件制度,明确教师评价标准、教师职业道德考核办法、师德失范行为处理办法,把教师政治思想和师德师风纳入教师教学评价、职称评聘、年度考核、绩效分配、评优评先考核中,严格落实师德一票否决制,将师德教育贯穿教育教学全过程。

学校结合教育部印发的《新时代高校教师职业行为十项准则要求》(教师〔2018〕16号),不断丰富师德教育内容,强化对教师的师德教育。制定教师职业道德考核办法,建立教师师德承诺机制,将师德考核纳入教师评价及教研室年度评估,开展师德师风情况监测。健全教师理论学习制度,全面加强理想信念教育。丰富师德教育形式,开展师德教育专题培训、师德师风建设年、师德师风演讲比赛、表彰大会等系列活动,印发《师德师风专题学习资料汇编》,设置师德师风主题宣传网页。健全教师荣誉制度,包括全国教书育人楷模、教学名师、优秀教师、师德标兵、学生最喜爱教师的培育和评选,发挥榜样引领作用,不断夯实师德师风建设基础,引导教师争做"四有"好老师、"四个引路人"。加强对高层次人才、海外归国教师、青年教师的教育引导,增强工作向心力。

二、教学能力：师资队伍建设的核心

（一）教学能力的内涵

教学能力是教师为达到教学目标、顺利从事教学活动所表现的一种心理特征，由一般能力和特殊能力组成。一般能力指教学活动所表现的认识能力，特殊能力指教师从事具体教学活动的专门能力。

教学能力是教学知识、教学技能、教学活动、教育研究等多元素的融汇，贯穿于教师教学活动的各阶段。

教学知识是教学能力的基础，主要包括学科专业知识和教育教学专门知识。学科专业知识是教学内容的主要体现，是保障学习目标达成的基础。教育教学专门知识是有效完成教学活动的保障，能将教学内容、教学方法、教学技术等有机融合。

教学技能是教师在教学实践过程中，反复训练形成的相对稳固的教学行为体系。教学技能是有效促进学生学习的活动方式，对教学过程起到调控作用，是教学能力高低的外显。在实际教学实践中，教学情境并非一成不变，在变化的情境中如何保障教学质量是教师教学能力的真实体现。教学能力的形成与教学活动密切相关。

教学活动是融汇教学知识、教学技能、教育研究并将其内化为教学能力的场所。在内化过程中，由于不同教师在知识、价值、情感、观念等方面存在差异，因而不同教师的教学能力可反映出不同的个性特征。

教育研究是以教育学理论为基础，以解决当前教育问题或探索未知规律，促进教育教学发展的研究过程，也是教师发挥内驱力，主动对教学知识、教学技能、教学活动进行探索与改革，自愿做出改变与提升，从而发展自我的过程。

总之，教学知识是教学能力的基础，教学技能是教学能力的外显，教学活动是教学能力的内化，教育研究是教学能力的提升。

（二）提升教学能力的作用

教学能力是教师能力的核心，是教育教学质量的保障。教学能力的提升，有助于高质量教师队伍的打造，有助于推动课堂革命，从而提升人才培养质量，达到教育教学高质量发展的目标。

1. 有利于提升人才培养质量

教师肩负着培养担当民族复兴大任的时代新人的重任，是培养高质量人才的主要力量。只有师德师风优良、教学能力良好的教师才能培养出知识丰富、技能娴熟、综合素养高的高质量人才。提升教师教学能力，有助于教师在育人各环节，实现教学知识、教学技能、教学活动、教育研究的融通与创新，从而推进学生知识、能力、素养目标的达成，推进学生个性发展和全面发展，促进人才培养质量的提升。

2. 有利于推动课堂革命

课堂教学在本科人才培养体系中居于中心位置，改造大学课堂是提高人才培养质量的突破口和关键点。大学教育的根本在于引导学生端正学习态度，发现学习的意义并提升学习的能力，而课堂正是完成本科教育教学改革这个根本任务的主要渠道。教学知识、教学技能、教学活动、教育研究等教学能力元素的变革与提升，有利于推动课堂革命。坚持以先进教学理念为引领，以学生为中心，开展课堂教学改革，有助于引导学生转变学习方式。随着教育信息化的稳步推进，教师信息素养得以提升，教学技能更符合新时代信息化教学需求，有助于慕课、翻转课堂和混合式教学在教学实践中的良好应用，构建"网络自主学习 + 课堂深度研讨"线上线下相结合的教学模式，从而提升学生自主学习能力。随着教师教学能力的提升，启发式、参与式、探究式、讨论式等课堂教学方式的应用不断推进，课堂由封闭向开放转变，学生学习形式更加自由、更有创造力。以教育研究推动课程改革，有助于引导教师探索课堂教学存在的问题，提出改进的教学手段，建立课程内容更新机制，推动课程内容及时更新，特别是有助于将学科研究新进展、实践发展新经验、社会需求新变化及时纳入教材，以培养适应新时代岗位需求的人才。

3. 有利于教师的成长和发展

教学能力是教师能力的重要组成部分,教学的本质是师生认知的发展和素质的养成,教学相长,教学能力的提升有利于教师个人的成长和发展。随着科学技术水平的不断提高、教学理念的更新、新时代人才培养目标的转变,社会对教师的教学能力提出了更高的要求。教师需要紧跟时代技术发展,熟练运用现代教育信息技术,掌握各类教学技能,方能在教学中游刃有余,辅助教学目标的达成。教育研究更是教师不满足于现状、主动提升教育教学水平的直接体现,包括帮助推进教学手段、教学方法的改革,推动课堂革命等。总之,在教学能力提升的培训与实践中,教师获得了成长和发展,为培养高质量人才提供了保障。

(三) 提升教学能力的实施路径

1. 成立教师教学发展中心,系统开展特色校本培养培训

组建、培养教师教学促进师团队,依托团队持续开展教学培训指导与咨询,针对教师在教学中遇到的问题,开展教师个性化咨询服务。支持教师到国内外高水平大学、科研院所访学研修。以全国高校青年教师教学竞赛、"中医药社杯" 全国高等中医药院校青年教师教学基本功竞赛等各类教学比赛为契机,以赛促教、以赛促培。建立教师教学成长档案,实施三级听课、学生评教、教学信息员制度,开展中期学生反馈教学咨询服务。对核心课程、后进教师的课堂进行跟踪听课,精准帮扶,动态追踪教师教学发展轨迹。

2. 构建"三阶段"教师教学能力培养模式

将教师教学发展划分为入门教师阶段(年资 1~3 年)、成长教师阶段(年资 4~6 年)、成熟教师阶段(年资 ≥ 7 年),针对不同阶段的教师制定不同主题的培养方案,实现教师教学能力的序贯发展。具体为:①建立入门教师培养"双轨准入制",开展入门教师脱产带薪、多元模块、技能演练的准入培养,并轨开展青年教师导师制培养,提高课堂教学准入门槛。②建立成长教师"双向同构""双轮驱动"培养机制。对 45 岁以下教师开展教育教学理论培训及每人不少于 2 次的教学技能训练的"双向同构"认证培养,即从"教育教学理论培训、教学技能训练"两个方向培养教师。针对基础医学教师临床经验不足、临床教师教学

能力不强问题,创建"双轮驱动"培养制度,即"临床教师过教学关、基础教师过临床关"双轮带动双师型教师发展。③建立成熟教师名师培育机制。通过搭建平台、选送外培、团队领导、树立典范等,将成熟教师打造成为优秀教师、教学名师。

通过以上科学化、系统化的发展途径,实现教师教学发展的规范化、校本化,全面提高教师教学水平,切实增强教师教学本领。

三、教学投入:师资队伍建设的基础

(一)教学投入的内涵

当前关于教学投入的研究多以实证研究为主,理论研究较少。业界对于教学投入的概念未能形成一个统一的认识,其范畴和内涵界定模糊。

初期,相关学者对于教学投入的认识主要从工作投入衍生而来,将教学投入定义为教师在教学相关活动中对行为、认知、情感和社会资源的自主分配,并从行为、情感、认知、社会等维度进行衡量。其中,行为与认知维度侧重于教师在教学活动中的外在表现,情感维度则侧重于教师的内在心理活动,而社会维度更多的是师生之间的交流。

刘振天等学者将教学投入概括为教师在教育教学活动中所投入的时间、精力和情感的总和。时间维度是对教师投入"量"的计算,是教师的显性投入;精力维度是对教师投入"程度"的评价;情感维度是对教师投入"动力"的评判,是教师的隐性投入。其中,时间维度的计算较为困难,一是教师在教学中投入的时间较难确定;二是时间维度和精力维度二者有重叠,就教师个体而言,更多的精力投入必然导致更多的时间投入。

综合业界学者的研究,郭建鹏等将教学投入的定义概括为:教学投入是教师在教学工作中投入的精力、情感与认知的总和,是教师在完成教学职能时个人精力、情感和认知的主动分配。这强调了在教学投入过程中教师的主观能动性及自我效能感。

基于此,教学上从认知、精力、情感3个维度来衡量教学投入。认知维度要求教师解放思想,充分认识并理解教师的角色定位和教书育人的使命;精力维度要求教师全身心投入教学,回归教学本分与初心;情感维度要求教师成为学生的同路人、引路人、开路人,以立德树人为根本任务,与学生建立良好的交流渠道。

(二) 加大教学投入的作用

1. 有利于落实教学中心地位

人才培养是大学的根本任务,高等学校要牢固树立教学中心地位,教师是落实教学中心地位的关键环节。教学投入的三个维度对落实教学中心地位起到了不同的作用。认知维度在思想上为落实教学中心地位提供了保障,只有解放思想,正确理解以学生为中心的理念,方能保障教师精力与情感的投入,落实教学中心地位。精力维度是落实教学中心地位的关键,良好的精力投入能推进教育教学高质量的发展,内化、稳固教学中心地位。情感维度是落实教学中心地位的内生动力,教师对教学的热爱、对学生的关爱可为坚持教学中心地位提供持久动力。

2. 有利于教师提升自我效能感

自我效能感是教师在教学活动中对其能有效地完成教学工作、实现教学目标的一种能力的知觉与信念。教师的教学认知、教师知识、师生关系等都会对教师自我效能感的高低造成影响。教学投入的三个维度能与自我效能感的影响因素协同发展,从而提升教师自我效能感。增加教学投入,从认知维度而言,能帮助教师有效提升对教学的认识,坚持以学生为中心的教学理念;从精力维度而言,能帮助培养优良的教风学风,丰富教师知识,保障高质量教育教学的开展;从情感维度而言,能有效促进师生关系的融洽和谐,保障培养目标的达成。

(三) 加大教学投入的实施路径

提高课堂教学质量,把课堂教学作为教师工作的第一要务,严格落实教授、副教授为本科生上课制度,推动教授、高层次人才走上本科教学一线。制定《绩效岗位设置与聘任管理办法(试行)》《教授、副教授为本科生上课的规定》,明确教师教学工作量,要求教授、副教授为本科生上课不少于 48 学时 / 学年;连续 2 年不为本科生授课者，不能再聘任教授、副教授职务。提高教师课堂教学质量、教学研究、教学服务等在教师职称评聘、绩效考核中的比重，鼓励教师潜心教学，积极开展教改教研，实行本科教学工作考评一票否决制。建立健全教师分类管理和分类评价体系，制定并实施《广西中医药大学绩效工资分配方案》，明确不同类型教师岗位职责和任职条件，在教学改革与研究方面制定相应的条件和要求，如将"聘期内教学改革与研究得分达到 75 分"列为教学正高特级岗的必要条件。激励业绩突出的教学人员，实行绩效奖励和成果奖励双重奖励，充分调动教师从事教育教学工作的积极性。加强实验技术队伍建设，建立合理的晋升渠道。健全教师分流和流动机制，不断优化教师队伍，提升教师整体育人水平。定期开展校级优秀教师、教学名师、学生最喜爱教师等评比表彰，努力形成重教乐教的氛围。

四、教师发展：师资队伍建设的关键

（一）教师发展的内涵

大学教师的发展应当包含学术水平、职业知识与技能、师德 3 个方面。

学术水平即教师对学科专业知识的认识，体现了教师在专业素养上的专业性与学术性，是教师发展的基础。教师需精通某一学科的基础理论，清晰了解该学科专业知识内容、意义、知识间的联系及整体框架，明晰其结构体系乃至该学科与其他学科之间的联系，具备跨学科专业知识。同时，教师需不断学习，及时追踪和掌握最新、最前沿的科研动态，以实现教学促进科研、科研反哺教学。在应用型专业中，教师还需具备传授在实际情景中如何应用知识的能力。教师学术水平主要解决的是"教什么"的问题。

职业知识与技能是教师发展的核心。教育不仅是一门科学，也是一门艺术，在精通学科专业知识的基础上，教师还要掌握"如何教"的教育知识与技能。这需要教师遵循教育教学规律，明确学习目标、了解学情、设计教学过程、组织好教学活动，最终实现人才培养目标的达成。同时，教师需要具备良好的创新意识和创新能力，在教学实践中不断反思问题，针对问题积极开展探索与改革,形成行之有效的教学方法或模式,持续提升自身的教育教学水平。职业知识与技能主要解决的是"怎么教"的问题。

师德指教师的学术道德和职业道德,是教师发展的保障。教师需要具备强烈的社会责任感和政治责任感,能担当为党育人、为国育才重任。师德主要解决的是"为什么教"的问题。

(二)促进教师发展的作用

1. 有利于教师全方面的成长

教师发展是教师持续改进的过程,对教师知识、技能、情感的成长均有帮助。教师对自身教育教学的反思,能引导教师进行改革与实践,从而促进自身的创新与发展。学习型社会的发展,需要教师终身学习,教师的成长是动态的、持续性的过程。为了培养与社会相适应的人才,就要求我们教师通过各类培训稳步提高自己的专业水平。高质量教学发展,离不开教师的价值提升,教、学、研三位一体,全面提升自我。

2. 有利于教师的职业发展

一个专家型教师的成长,需要经过助教、讲师、副教授、教授的职业发展过程。教师在不同的职业阶段,面临着不同的教学困惑。师德修养是教师终身的必修课,但对于教学活动来说,不同发展阶梯教师关注的重点不一样:助教更关注自身学术水平是否能驾驭教学内容,以及教学实践尚少的担忧;讲师则更加关注职业知识与技能,思考如何才能将知识有效传递给学生;副教授在学术水平、职业知识与技能等方面的提升基础上,更加关注自身的授课风格的形成;教授则关注教育教学过程中面临的问题,注重教育教学探索与改革。教师发展关注教师学术水平、职业知识与技能等各方面,培训过程以解决教师教学困惑与难点为基础,让教师逐步完善自我,成就更好的职业发展。

(三)教师发展的实施路径

1. 重视教师培训与职业发展,加强思政与党务工作队伍建设

(1)重视教师培训与职业发展。制定完善的教职工继续教育管理制度并抓

好落实,有计划、有步骤地开展教师的继续教育培养工作。2020—2023年,学校共选派教师赴高水平大学或科研机构进修访学46人,培养博士后10人,资助教师在职攻读博士学位80人,积极组织教师参加各类国际会议,参会人次达240人次。

(2)加强教师思政理论学习与培训。全方位、多渠道、多手段开展思政理论培训,包括习近平总书记关于教育的重要论述等专题培训,实现教师队伍思政理论培训全覆盖。建立学校书记、校长思政理论必修课听课制度,实现马克思主义学院领导班子听评课覆盖全体教师。

(3)强化思政和党务工作队伍建设。设有完善的思政和党务工作机构,选优配强工作队伍,现有专职思政和党务工作人员188人,"双带头人"教师是党支部书记的比例为100%。2019年以来共选派23位"双高"人员到党务、行政部门挂职锻炼。2020—2023年,获广西高校辅导员素质能力大赛奖项2人次、广西高校思想政治理论课教师教学基本功暨"精彩一课"比赛奖项2人次、自治区级及以上表彰18人次。

2. 推动教师教学发展中心、基层教学组织建设,着力提升教师队伍建设水平

(1)推动教师教学发展中心建设。2012年学校成立校级教师教学发展中心,2013年获广西高校首批(5家之一)教师教学发展中心示范项目,2015年获广西高校首批教师创新创业教育能力发展中心建设项目。2021年教师教学发展工作成果获广西高等教育教学成果奖一等奖。2022年建成1 415 m^2 的教师教学发展培训交流场地,包含4间微格教室、1间报告厅、1个创新学习空间、1个协同学习空间、1间沙龙会议室,设施一流,功能完备,为广大教师提供了高效便捷的教学发展交流空间。

(2)夯实基层教学组织建设。学校自2015年起开展教研室制度化、规范化、常态化、信息化(简称"四化")建设及教研室年度评估,筑牢教师发展根基,教研室建设成果2021年获广西高等教育教学成果奖二等奖。2018年在全校13个学院、教学部相继成立教师教学发展分中心,现有基层教学组织80个,构建常态化、系统化校院两级教师教学发展培养体系,满足教师专业化、个性化

发展需求。2018 年以来基层教学组织开展院级层面的教师教学发展活动近百场。

（3）建立教学促进师团队。学校建立起一支在广西高校中成立最早、规模最大的教学促进师队伍，现有成员 45 人，立足本校、辐射区域开展教学能力培训与咨询，出版专著《善教者成——课堂教学设计指南及精选案例》。

（4）实施教师教学能力培养系列工程。在实践中不断完善学校教师教学成长体系，形成"新入职教师岗前培训—青年教师导师制培养—新教师课堂教学准入—中青年教师课堂教学认证—青年教师教学竞赛—骨干教师培养计划—优秀教师培育—教学名师培养"的阶梯式成长路径。

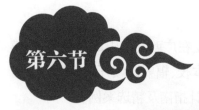

素质教育导向的大学生第二课堂体系建设

第二课堂是指学生在以专业知识为主的教学计划课程学习之外所从事的一切活动，即课堂教学之外的所有活动。第二课堂是对第一课堂的补充与延伸，以培养学生基本技能和提高学生综合素质为重点，在育人手段、内容、途径上与第一课堂有所不同，但二者育人目标一致，合力构成了完整的培养体系。

在"坚持以人为本，全面实施素质教育"形势下，桂派杏林师承班坚持"立德强能、守正创新"的培养理念，把第二课堂作为培养和提高学生综合素质的重要载体、实现学生自我教育的有效途径，助力"五育并举"。学校重视第二课堂育人体系制度建设，先后制定了《本科学生第二课堂学分实施办法》《大学生学科知识竞赛管理办法》《大学生创新创业训练计划项目管理办法》《第二课程指导教师工作量计算管理办法》等制度，将第二课堂纳入人才培养体系中。在人才培养方案中，将第二课堂学分设置为 8 学分，并与毕业挂钩，保障第二课堂的有效实施。

第二课堂体系建设主要途径是：①明确课程目标。立足"三全育人"格局体系，以提高综合素养和创新创业能力为重点，实现学生全面发展。②优化课程内容。构建思想政治与道德修养、科学技术与创新创业、社会实践与志愿服务、文化艺术与身心发展、社会实践与社团活动、专业技能活动内容模块，涵盖德智体美劳各方面，实施"全面覆盖、个性发展"的方针，增加育人空间，提升育人成效。③强化教学组织和评价。积极探索专题讲座、社会实践、志愿服务、个别指导等多种育人形式,形成综合素质测评、第二课堂成绩单等评价方式,增加育人灵活度和育人成效。

一、思想政治与道德修养

(一) 模块目标

该模块根据品德形成的一般规律设计,旨在将社会道德规范内化为内在的品德修养,并在实践中外化,从而实现学生道德修养与思想境界的提升,是德育的重要内容。该模块作为第一课堂中政治理论、道德修养等课程理论教学的有效补充,主要通过实践的方式开展,使学生在实践中对第一课堂等课程知识有更深刻的理解与领会,并外化为自觉行动。同时,学生在实践活动的沟通交流过程中,还会产生道德判断和道德情感判断,并不断自我修正与提升,形成"判断—修正—提升—实践"的良性循环,树立正确的世界观、人生观和价值观。

(二) 模块内容

该模块以《关于进一步加强和改进大学生思想政治教育的意见》为指导,主要包括政治教育、思想教育、道德教育、法治教育等内容。

1. 政治教育是以理想信念教育为核心,深入进行树立正确的世界观、人生观和价值观教育。坚持用马克思主义及其中国化创新理论武装学生,以基本理论为基础,以基本路线为核心,以基本纲领为前提,以基本经验为起点,以基本要求为指引,深入开展党的教育,培养学生爱国、爱党、爱社会主义的情感和态度。

2. 思想教育是以爱国主义教育为重点,深入进行弘扬和培育民族精神教育。赓续红色血脉,传承红色基因,深入开展主旋律教育和中华优秀传统文化教育,引导学生脚踏实地地为社会做贡献。

3. 道德教育是以基本道德规范为基础,深入进行公民道德教育。将"社会公德、职业道德、家庭美德、个人品德"四德作为着力点,立根塑魂、正本清源,培养学生良好的道德品质和行为习惯。

4. 法治教育是以法律法规宣传为核心,增强学生遵纪守法观念。强化精神引领,坚持程序正义,提升学生民主意识、法纪意识。

(三) 实施路径

1. 发挥学生组织功能,开展主题教育

学校通过党团组织学习、主题班会等形式开展主题教育,将政治教育、思想教育、道德教育、法治教育等理论融入主题教育活动中。包括:①在国家重要纪念日、重要活动期间,邀请思政教育专家、校领导、二级学院管理人员、优秀教师代表等授课,为学生讲述其中蕴含的思想内涵。②邀请学生干部、优秀学生代表等身边人分享主题教育学习过程及体验,为其他学生提供了学习的清晰路径及方法。③在学习媒介上,学校充分利用"新媒体",提升网络育人能力,利用易班、学习强国、桂中医青年、学校官网等各类平台,不断推出形式多样、有正能量、有吸引力的学习题材,增强吸引力、凝聚力,激励广大学生砥砺前行。④在学习方法上,学生采用导学、讲学、自学、领学等多种方法,注重学习体会,反思自我,将思想政治与道德修养内化。

2. 注重理论与实践相结合,在社会实践活动中深化学习

学校注重"内化于心,外化于行"的思想教育理念,在主题教育基础上,注重实践学习,在实践中深化学习。包括:①参观革命纪念馆等,通过展出的图片、文件以及实物近距离回顾革命历史、广西发展史,让学生从这些历史事件中汲取智慧和力量,正确理解现实和思考未来。②慰问老革命家、名老中医等,听他们讲述革命史、发展史,让学生更深刻地感受红色文化魅力。③组织重温工人运动历史、寻访红色足迹等各种形式的调研活动,带领学生实地走访百色、桂林等革命根据地,进一步感悟红色精神,在实践中传承红色基因。④关注学生校内外的公益活动,以及见义勇为、拾金不昧等行为,收集这类信息并加以宣传报道,以此号召学生在日常生活中自觉践行道德规范和社会准则,勇担时代使命。

3. 以仪式活动为载体,让教育更有温度

学校结合开学典礼、毕业典礼、表彰典礼、转院大会等重要时刻开展思政教育,使思想教育更为深刻、温暖和富有意义。包括:①通过开学典礼、转院大会,

传递"立德强能、守正创新"的理念,增强学生对学校、学院的认同感和对成为一名中医学生的自豪感,坚定中医药自信。②定期举行升旗仪式,以直接且强烈的象征意义强化爱国主义教育,激励学生成为担当中华民族复兴大任的新时代中医人。③通过颁奖、表彰等仪式,充分肯定获奖学生的价值,激励其在弘扬中医的道路上行稳致远,带动广大学生努力学习中医,争做新时代健康守护者。④通过毕业典礼,传递大医精诚精神,引导学生为传承发展中医药贡献自己的力量。

二、科学技术与创新创业

(一) 模块目标

该模块以国务院办公厅发布的《关于进一步支持大学生创新创业的指导意见》(国办发〔2021〕35号),教育部、国家卫生健康委员会、国家中医药管理局发布的《关于加强医教协同实施卓越医生教育培养计划2.0的意见》(教高〔2018〕4号)为指导,旨在构建"思创、专创、科创、技创、产创"五创融合发展格局,培养具有良好创新精神、创业素养和创造能力的高素质中医药应用型人才。以"三全育人"为抓手,将思政教育融入创新创业教育,培养学生诚信意识、法治意识、团队意识等。以新医科建设为导向,将创新创业纳入中医人才培养主渠道,激发学生创新创业意识。以科研创新为依托,将科研创新融入创新创业教育,培养学生创新创业精神。以大医精诚为指引,将技术发展融入创新创业教育,培养学生工匠精神,激发学生创新创业活力。以大健康战略为引领,将中医药产业发展融入创新创业教育,培养学生的创新精神和应用能力。

(二) 模块内容

该模块以创新驱动发展战略为引领,以提升学生科技创新创业精神和应用能力为目标,主要包括创新创业训练、科研训练,学术论文、专著、发明专利等产出,以及学术科技、创新创业竞赛等内容。通过课程学习、实践训练等,关注学生过程性体验;通过各类各级比赛,以赛促学(建),关注学生获得感。

(三) 实施路径

1. 以训筑基,培养学生自主发现问题、解决问题能力

学校通过鼓励学生参与科研项目训练、创新创业项目训练,培养学生科研创新精神和应用能力。训练项目突出学生的自主性,学生从自身兴趣、临床实践中的困惑出发,选择项目方向。成立创新创业学院,为学生配备学业导师,提供项目训练指导。开展项目评比、立项,以项目指引,注重学生在训练实践过程中的体验感、获得感,激发学生科技创新创业热情。开展大学生科技文化艺术节,组织优秀项目进行展示与分享,营造良好的科技创新创业氛围。

2. 以赛促建,培养学生科研创新创业精神与实践能力

学校通过开展各种科技创新创业竞赛活动,培养学生的专业技能和创新精神。学校以大学生创新创业训练计划项目、"挑战杯"全国大学生课外学术科技竞赛和创业计划竞赛、"远志杯"全国高等中医药院校大学生课外学术科技作品竞赛等科技活动为引领,不断提升学生科研创新创业实践能力。此外,还积极组织开展中医经典知识竞赛、中医药文化知识竞赛、急救技能操作比赛、大学生手法推拿技能大赛等品牌活动,形成院、校、省、国的四层竞赛项目体系。在各类竞赛中,注重学生中医药专业基础知识、应用能力提升等培养目标的达成,通过层层筛选,组建优秀团队,并指派教师进行培训,进一步提升学生科研创新创业精神和实践能力。

三、社会实践与志愿服务

(一) 模块目标

实践性是人的基本属性,实践过程是自我完善的过程,是向上、向善、追求超我的过程。该模块以教育部等部门发布的《关于进一步加强高校实践育人工作的若干意见》(教思政〔2012〕1号)、《学生志愿服务管理暂行办法》(教思政〔2015〕1号)为指导,按照"能力为重、个性成长"原则,通过实践的方式,帮助

学生了解社会、了解国情，同时加强对专业知识的理解，增强社会责任感，提高创新精神和实践能力。志愿服务工作是实践育人的重要载体，是用志愿服务的精神吸引人、凝聚人、教育人，激励学生乐于奉献、勇担使命，培养有理想、有本领、有担当的时代新人。通过实践育人，实现知识向能力的转化，从而实现学生全面发展。

（二）模块内容

该模块以服务学生成长、服务社会发展为导向，主要包括"三下乡"社会实践活动、基层调研、基层医疗单位体验活动、境外学习交流、岗位见习、课外跟师等社会实践，以及无偿献血、捐献造血干细胞、赛会服务、义务劳动等志愿服务。社会实践以中医学专业理论知识为基础，并将其应用于实践活动。志愿服务则强调在劳动中夯实技能，践行社会主义核心价值观，厚植奉献担当精神。

（三）实施路径

1. 搭建志愿服务平台，设计多样化实践主题

学校注重培养学生仁以为己任的人文精神，依托中共中央、自治区、南宁市政府，以及学校的青年志愿者协会、公益性志愿组织等开展实践活动。紧跟时代脉搏，关注国家发展，组织学生青年志愿者深入社区、农村、养老院、福利院等开展社会实践和义诊活动，培养学生的社会责任感和实践能力。以暑期"三下乡"社会实践为重点，打造"希望之舟"等实践品牌项目，开展"筑梦乡村新时代，绘出壮美广西情""向阳花开，点亮未来""青春抗疫，有你有我"等多种主题的志愿服务实践活动。通过国家西部志愿计划，选派学生扎根西部基层，服务当地医疗卫生事业。

2. 注重实践记录，丰富实践内涵

通过文字、照片、视频等多种形式，记录志愿服务和社会实践过程，注重自身的体验与感受的分享，在分享中强化实践的意义。同时，通过校内公众号将国家的发展、人民的生活展示给大众，增强学生成就感与积极性。

四、文化艺术与身心发展

(一) 模块目标

该模块以全面发展的教育理念为指导,旨在促进学生文化学习和体育锻炼协调发展,培养担当民族复兴大任的时代新人,是学校美育、体育工作的重要支撑。通过文化艺术的教育,努力培养学生辨别美、欣赏美、创造美的能力素养;引导学生积极参加体育锻炼,达到增强体质、掌握技能、锻炼身心、塑造健康人格的培养目标;开展传统文化活动,将中医药文化、壮族文化融入其中,增强学生中医自信、文化自信。

(二) 模块内容

该模块突出美育育人、体育育人,在艺术上,开展各类文艺活动;在身心发展上,开展体育锻炼和比赛等;在文化上,开展杏林论坛、传统文化活动等。以大学生文化艺术节、大学生传统保健体育运动会等活动为重要抓手,不断加强美育、体育教育,培养学生的审美能力、团队精神,提升学生身体素质。

(三) 实施路径

学校以"全面提高素质,促进学生发展、服务一切学生"为目的,开展"医学春秋"系列活动、"青鸟杯"中文朗诵比赛、汉字拼写大赛、书画大赛、舞蹈大赛、"十大歌手"比赛、校园主持人大赛、大学生社团星级评比,以及各类丰富多彩的球类竞赛和健身比赛等,极大地丰富了学生的课余生活,培养了学生兴趣爱好,繁荣了校园文化,推动了优良校风学风的建设。

五、社会实践与社团活动

(一) 模块目标

该模块以 2016 年共青团中央、教育部、全国学联印发的《高校学生社团管理暂行办法》为指导,坚持立德树人的基本导向,团结和凝聚广大学生,按照自愿、自主、自发原则,开展主题鲜明、健康有益、丰富多彩的线上和线下课外活动,繁荣校园文化,培养学生的社会责任感、创新精神和实践能力,提升学生综合素质,促进同学成长成才。

(二) 模块内容

该模块主要包括学生助学、助研、助管、社团专项培训等内容。

(三) 实施路径

学校成立有 56 个大学生社团组织,社团依法依规开展活动,建立了活动章程,社团活动丰富多彩,涌现出一批优秀社团组织,如大学生红十字会、青年志愿者协会和大学生手法医学协会先后获得"广西高校十大明星社团"称号;青年同伴教育中心和大学生通讯社先后获得"广西高校优秀大学生社团"称号;大学生红十字会在全国首次设立校园固定无偿献血日,荣获"全国红十字模范校""广西志愿服务先进集体"等称号。学校设置助学、助研、助管岗位,每年面向在校生开展招聘,按照自主申请、部门审核、统筹调配的原则安排学生到学院、科研部门、职能部门开展助学、助研、助管活动,实现学生的自我管理、自我教育、自我服务。

六、专业技能活动

(一) 模块目标

该模块以岗位胜任力为导向,以培养应用型人才为目标,旨在激发学生学习兴趣,提高学生专业技能。

(二) 模块内容

该模块主要包括组织学生参加全国大学生英语能力考试、计算机等级考试,各级各类学科专业知识和技能竞赛,以及为获得相关职业资格证书而开展的各种培训活动。

（三）实施路径

学校在校内先后开展了大学生手法推拿技能大赛、国学知识竞赛、中医药文化知识竞赛、《黄帝内经》知识竞赛、大学生中医临床能力竞赛、大学生临床技能竞赛、针灸推拿理论及临床技能竞赛、数学建模竞赛、化学技能操作大赛、大学生英语竞赛、中医护理技能竞赛、临床护理技能竞赛等活动，同时在区内外各项竞赛活动中均取得了优异成绩。学校设有大学生手法医学协会、大学生中药炮制协会等学生社团，各社团在专业教师的指导下开展技能培训和实践活动。

第七节

基于成果导向教育理念的教学质量保障体系构建

高质量发展是新时代高等教育的主旋律,是加强新医科建设,提升服务健康中国战略、服务国家经济社会发展能力的新要求。提高高等教育质量、保证高质量发展的重要途径是教学质量保障体系的构建与实施。教学质量保障体系是运用系统方法,依靠必要的组织机构,把学校各部门、各环节与教学质量有关的质量管理活动严密组织起来,将教学和信息反馈的整个过程中影响教学质量的一切因素控制起来,形成一个有明确任务、职责、权限,相互协调、相互促进的教学质量管理的有机整体。

成果导向教育是指以学生学习成果为目标,以人才培养目标为导向,注重学生学习产出及过程获得。成果导向教育理念对教学质量保障体系构建具有重要意义。成果导向教育关注与学生学习相关的学校、教师、学生、社会等多元的利益相关者,能促使教学质量保障体系构建多角度、多途径的质量监控主体。成果导向教育坚持以学生为中心的价值取向,能促使教学质量保障体系的中心由教师转为学生,将学生学习成果作为本科教学质量评价的核心。成果导向教育关注学生的成长,这需要我们从关注学生课业成绩转向关注学生成长,促使质量保障落实到教育教学各环节,将质量文化内化为师生不断前行、不断超越的内生动力。基于成果导向理念的教学质量保障体系的构建需围绕学生学习成果开展,以评教、评学、评管为抓手,形成教学质量评价、反馈、整改、跟踪的闭环,持续完善中医药高质量人才培养制度。

一、质量管理：教学质量保障体系构建的关键

(一) 内涵

教学质量管理的定义为：按照培养目标要求去安排教学活动，并对教学过程的各个阶段和环节进行质量管理和控制的过程，是对教学过程进行全面设计、组织实施、检查分析，以保证教学过程能够达到各项教学要求和实现培养目标的一种管理方法。教学质量管理首先要明确质量标准，围绕质量标准开展质量评价，从而推动教学过程的优化。教学过程与教学质量管理二者循环向上，促进教学高质量发展。

(二) 内容

教学质量管理始终围绕以学生为中心的教学理念，通过指挥和控制人才培养全过程，促进人才培养目标的达成。

学校构建了"三层次、三主体、三环节"的内部质量监测和评价体系，从学校、学院(教学部)、教研室三个层次，教师、学生、管理人员三个主体，对教师教学、学生学习、教学管理三个环节开展教师教学质量评价(评教)、学生学习质量评价(评学)、教学管理工作评价(评管)。在内部质量监测和评价体系中，学校是主导，学院(教学部)是主体，教研室是基础。

外部质量监控体系通过多角度、多途径的方式，实现对学校人才培养质量的外部监控和评价：①政府及行业主管部门对学校人才培养的评估认证与监督；②社会公众(用人单位、学生家长、毕业生)对学校教育教学改革与发展的意见和建议；③社会舆论和新闻媒体对学校的舆论监督；④社会中介机构开展毕业生社会需求与培养质量跟踪调查和评价。

(三) 实施路径

1. 建立完善的教学质量标准体系

(1)人才培养方案。根据教育部、国家中医药管理局印发的《本科医学教育

标准 — 中医学专业(暂行)》(教高〔2012〕14号),结合桂派中医杏林班"立德强能、守正创新"的人才培养理念,"铸医魂、重经典、强临床、突特色、促融合"人才培养思路,在广泛征求主要利益方和广泛利益方的意见的基础上,修订桂派中医杏林班人才培养方案,明确人才培养标准为:具备良好的人文、科学和职业素养,较为深厚的中国传统文化底蕴,较为系统的中医学基本理论;有较强的中医思维与临床实践能力,并且掌握相应的科学方法和一定的地方特色医疗技术手段,具有自主学习和终身学习能力,同时具有较强的传承能力与创新精神;能在医疗卫生领域从事中医医疗、预防、保健、康复等方面工作,努力成为高素质的应用型中医药人才。

(2)教学各环节质量标准。制定了《主要教学环节质量标准》《课程质量标准管理办法》《教师教学质量评价办法》《集体备课制度》《课程教学设计基本规范》《临床见习教学管理规定》《课程考试命题和试卷管理规定》《试题库建设管理办法》《形成性评价实施细则》《学生考试成绩分析与反馈制度的意见》等制度,明确了教学各环节的质量标准。

(3)学生学习质量标准。制定了《学分制实施规定》《普通本科毕业生学士学位授予实施细则》《医学专业暑期社会实践教学管理规定》《本科考试工作管理办法》《大学生学科竞赛管理办法(修订)》《本科学生第二课堂学分实施办法(试行)》《大学生创新创业训练计划项目管理办法》《本科毕业实习管理办法》《医学类学生实习量化考核管理办法》等制度,明确了学生学习的质量标准。

2. 建立健全组织机构,开展教学质量监测和评价

(1)建立"三层次"教学质量监测和评价组织。第一层次是学校层次,包括校长、分管副校长、学校教学指导委员会和教育评价与质量保障中心、教务处。教育评价与质量保障中心设有教学质量监控科,负责组织实施评教、评学、评管工作,并组建校级教学督导组、学生教学信息中心。第二层次是学院(教学部),负责教学计划的组织实施,推进教学质量各环节的建设,推行二级教学督导制,负责本学院(教学部)的教学督导与监测。第三层次是教研室,负责教学计划的具体实施,开展同行教学评价;通过教研室活动,加强教学环节质量评价。

（2）建立健全教学管理与教育评价制度，完善运行机制。包括：①在教师教学质量评价方面，制定《关于实行课堂教学三级听课制度的通知》《教师课堂教学质量评价（学生评教）办法》《教学督导员工作条例》《学生教学信息员制度》等制度。②在学生学习质量评价方面，制定《教师评学办法》《学生学习质量自主评价办法》《医学类学生实习量化考核管理办法》《形成性评价实施细则》《学生考试成绩分析与反馈制度的意见》等制度，对学生学习质量进行评价。③在教学管理质量评价方面，制定《教研室工作条例》《教研室评估指标体系》《专业建设评估办法（试行）》《实践教学基地评估指标体系》《临床教学基地建设与管理规定》《教学管理工作考核与评价办法（试行）》等制度。根据上述文件要求，对教学各环节工作状态进行质量评价，加强了教学各环节的监控。

二、质量改进：教学质量保障体系构建的核心

（一）内涵

教学质量改进的定义可从质量改进推演而来。质量改进是指致力于增强质量，满足质量要求的活动，主要目的是提高产品或服务对象，以及相关利益方的满意程度。由此，可认为教学质量改进是致力于提高教学质量，为提高学生培养达成度而对培养过程相关因素不断优化的活动。教学质量改进重点关注教育教学中存在的问题或薄弱环节，采取有效的纠正和预防措施，从而不断改进教学质量。教学质量改进是一个动态的监测过程，最终形成教学质量评价、反馈、整改、跟踪的闭环。

（二）内容

教学质量改进是评价、反馈、整改、跟踪的循环向上的动态过程，以持续提升高质量人才培养质量为目标。教学质量改进主要涉及评价、反馈及整改、跟踪几个方面。从评价方面看，主要分为内部评价和外部评价。内部评价是从教师教学、学生学习、教学管理的视角出发，进行教学检查和专项评估；外部评价从校外的各利益方出发，进行调查、建议、监督、认证等。从反馈方面看，主要包括学生评教、督学评教评学、同行评价、本科教学基本状态数据库、教学质量报

告、管理部门的质量信息反馈。从整改方面看,主要包括建立教学工作激励与约束机制、质量改进机制等。从跟踪方面看,主要包括毕业生调查、用人单位调查等。

(三) 实施路径

1. 形成校外人才培养质量提升"大闭环"模式

学校通过审核评估、专业认证、专业综合评估、毕业生调查、用人单位调查等途径,收集广泛利益方提出的关于质量建设方面的问题,并采取针对性的改进措施,落实到教学改革工作中,修订人才培养方案,完善课程体系,形成专业建设和人才培养质量提升的"大闭环"模式,人才培养取得了较好成效,执业医师资格考试通过率逐年提高。

2. 形成校内教学质量提升"小闭环"模式

学校制定《教学质量监控实施办法(试行)》,建成教学督导信息管理系统,开展评教、评学、评管活动。学校定期召开校长办公会、督导专题反馈会、教学例会、督导例会等,研究解决教学质量问题,发布《质控简报》《高教研究动态》和专题调研报告,向有关部门反馈教学质量信息,采取一系列帮扶教学评价排名靠后教师提升的改进措施,形成"评价—反馈—改进—再评价"的"小闭环"模式。

三、质量文化: 教学质量保障体系构建的引领

(一) 内涵

推动高质量发展,文化是重要支点。教育部在《关于深化本科教育教学改革全面提高人才培养质量的意见》(教高〔2019〕6 号)中强调要全面推进质量文化建设,提出构建自觉、自律、自省、自查、自纠的大学质量文化,将质量意识、质量标准、质量评价、质量管理等落实到教育教学各环节,内化为师生的自觉行动和共同价值追求,把其作为推动大学不断前行、不断超越的内生动力。教学质量文化是学校在长期的教育教学实践过程中积淀并自觉形成的以质量为核

心的价值观念、意识信念、思维方式、道德规范、运行机制、制度保障及行为方式的总和。教学质量文化是"柔性"价值建设和"刚性"制度保障的统一。

(二) 内容

教学质量文化贯穿教学质量保障体系的各方面,引领教学质量保障体系的构建。从思想精神上,教学质量文化是在长期的教育教学实践全过程中形成的,教育教学全员共同认可并自觉遵守的精神追求和价值取向,是质量意识在教育教学各环节的体现。质量意识是质量文化的核心,具有引领作用。从制度上,教学质量文化是用于规范和约束教育教学相关人员的管理制度,是质量管理、质量标准的体现,质量管理是质量文化的保障,质量标准是质量文化的载体,具有约束作用。从行为上,教学质量文化是在长期的教育教学实践全过程中形成的行为风气、方式等,是质量评价的体现,质量评价是质量文化的外显,具有导向作用。

(三) 实施路径

1. 统一思想,牢固树立以学生为中心的教育教学理念

学校坚持党的全面领导,坚持立德树人的育人观和以学生为中心的教育教学理念,推进学校高质量发展,从学校、管理部门、教师、学生四个主体,形成质量文化建设合力。包括:①坚持和完善学校党委领导下的校长负责制,严格执行学校党委常委会和"三重一大"等议事决策制度,出台《落实"一校一策"推进学校高质量发展的工作方案》,把党的全面领导贯穿办学治校、教书育人全过程各方面,把人才培养质量提升作为学校重点任务推进落实,以党建带动教学质量文化建设。②加强职能部门质量文化建设,增强部门领导的质量文化意识。组织专家开展质量诊断,帮助职能部门查找教学质量管理问题,制订整改方案,完善职能部门质量评价、监督与约束机制,探索形成中层领导干部服务本科教学轮岗制,强化职能部门教学质量全局意识和质量文化意识,使服务教学成为职能部门的行动自觉。③在学院和教研室深入开展教育思想大讨论,坚持每年师生教学思想大讨论和教研室评估、每月教学例会制度和督学工作例会、每周教研室活动等制度,将质量意识、质量标准、质量评价、质量管理落实到教

育教学各环节。

2. 完善教学质量相关制度，形成有利于质量文化建设的环境

学校进一步健全和完善了教学激励与约束机制。激励机制包括：①教学名师、优秀教师、学生最喜爱的老师评选机制；②教师参加全国、全区、校级教学基本功竞赛、教学设计比赛、教育教学信息化比赛奖励机制；③选拔优秀教师到国内外高校学习深造机制；④优秀教育教学成果奖评选机制；⑤公开发表教学论文奖励机制；⑥编写优秀教材、讲义奖励机制；⑦优秀教研室主任、秘书评选机制；⑧教学管理工作先进集体、先进个人评选机制；⑨实践教学先进单位和先进个人评选机制；⑩学生参加全国、全区、校级各类学科竞赛、专业技能竞赛表彰机制；⑪学生奖学金、助学金、优秀学生干部、优秀毕业生等评选机制。

约束机制包括：教学检查机制、教育评价机制、专项评估制度、教学事故认定与处理制度、学生违纪处理机制等。

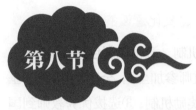

基于桂派中医传承的师承教育

中医师承教育对于保持中医学术特色、传承中华优秀传统文化、培养优秀中医人才具有不可替代的作用。2017年国务院办公厅发布的《关于深化医教协同进一步推进医学教育改革与发展的意见》(国办发〔2017〕63号)指出,为加强中医药人才培养,应深化院校医学教育改革,完善中医药师承教育机制。学校在桂派中医人才培养工作中主动贯彻落实国家要求,积极促进院校相互协同、深度融合,形成良好的互动关系,共同推进桂派中医师承教育改革,通过学业导师、经典导师、临床导师接力培养,因材施教,实现人才培养的个性化。

一、深化医教协同,推进中医师承教育改革

(一) 师承教育的目标

师承教育是学校桂派杏林师承班人才培养的关键环节,其目的是传承和发展桂派中医学术思想和诊疗经验,培养具备深厚中医经典理论知识和丰富临床经验的桂派中医人才,以满足区域人民健康需要,推动中医药振兴发展。

1. 培养具备深厚中医经典理论知识的桂派中医人才

中医经典是中医学的基础,也是桂派中医人才进行临床实践的必要基础,只有掌握了这些经典理论知识,才能更好地指导临床实践。在桂派师承教育中,教师重点传授中医经典理论知识,经典包括《黄帝内经》《伤寒论》《温病学》《金匮要略》《针灸医籍选》等。中医经典理论知识的传承教育需要符合中医学的特点和规律,注重对经典理论知识的理解和深入挖掘,需导师与学生共

同交流、探讨和研究,以帮助桂派中医人才掌握中医经典理论知识的内涵和精髓、应用方法和技巧,使其具备扎实的中医经典理论基础。

2. 培养具备良好中医思维和临床实践能力的桂派中医人才

培养具备良好中医思维和临床实践能力的桂派中医人才是中医传承的核心。桂派中医传承注重实践教学,在师承教育中更是注重临床实践技能的传授。桂派中医师承教育强调通过临床跟师实践,实现临床实践经验的积累和实践技能的提高,使学生能够在临床实践中灵活应用各种桂派中医临证技术和方法,模拟独立地诊治疾病。

3. 培养具有良好职业道德修养的桂派中医人才

桂派杏林师承班人才培养将大医精诚、医者仁心理念全方位贯穿学生培养全过程。师承导师队伍由桂派中医大师、广西名老中医、广西名中医组成,通过临床导师的言传身教、品德熏陶,不断强化学生职业道德,培养学生救死扶伤的职业精神。

(二) 师承教育的内容

中医传承遵循知行合一的规律,通过师徒授受的形式,培养优秀中医药人才,使其达到医德、医道、医学、医法、医术、医器 6 个层级的知行合一。桂派杏林师承班的师承教育既有技术方法的传承,也有思维方式、学术思想、治学之道和为人之德等方面的传承。这些内容相互交织、相互影响,构成了中医师承教育的全貌。

1. 技术方法的传承

桂派中医既是中医主流文化的重要组成部分,又在广西区域自成体系,拥有其文化独特性。在桂派中医师承教育中,技术方法的传承是其中非常重要的一部分。桂派中医师承教育重视对民族地区单方验方、民间草药、民族医药特色疗法(如骨科正骨手法、针灸手法)经验等的传承。这些技术方法的传承,不仅要通过课堂教学、临床带教等形式进行,更要通过师徒相处、共同实践等方式进行。例如,对于单方验方、民间草药应用经验的传承,需要学生在跟师实践中逐渐学习领会各种中草药的功效、特点、用法和用量等,同时还要了解方剂的组方原则和配伍禁忌。对于民族医特色疗法的传承,需要学生了解不同地区的医药文化和民族文化,同时还要熟悉各种特色疗法的应用场景和注意事项,如对于骨科正骨手法和针灸手法的传承,需要学生在日复一日的临床实践中不断学习、不断领悟。

2. 思维方式的传承

桂派中医师承教育的另一个重要内容是传承名医名家独特的临床思维方式。名医名家在辨病辨证、治则治法、遣方用药等方面具有自己的特色。对于学生而言,除了要学习掌握理论知识和基本技巧在实践中的应用外,还应该结合临床深刻理解领会名医名家的辨证思维和治疗思路,并在导师的指导和帮助下不断总结、归纳,逐渐形成属于自己的临床思维方法。对于导师而言,在传授临床思维的过程中也需要注重方法,一是要注重理论的阐释和实践的演示,通过具体的案例分析和详细的讲解加深学生的理解;二是要注重启发式教学,引导学生独立思考和探索,在诊断和治疗过程中自主地运用所学的知识和技能。

3. 学术思想的传承

传承中医学术思想是桂派中医师承教育的重要内容之一。名医名家的学术思想是在临床实践中逐渐形成和发展的,学生在跟师学习过程中要系统梳理导师的实践经验,并将其经验总结凝练为系统性更强的学术思想。作为一名指导老师,除了临床实践指导外,还要善于运用讲学、讨论会、读书会等多种形式阐明自己的学术观点和思路,引导学生思考问题,并与学生进行深入交流和互动。作为一名学生,可通过多种途径学习和领会导师的学术思想,包括:①认真阅读导师的经典著作和学术论文,深入理解导师的理论观点和方法论;②认真参与临床实践和病例讨论,将导师的学术思想与实践经验相结合,加深理解和运用;③整理导师的临床病例,帮助总结、提炼导师学术思想。

4. 治学之道与为人之德的传承

中医是一门关注整体、注重文化与伦理、强调修养与道德的学问。桂派中医师承教育不仅注重医术技能的传授,更强调治学之道与为人之德的传承。治学之道指医学思维、研究方法、临床实践和学术修养。为人之德是中医文化的重要组成部分,包括医者仁心、大医精诚、以病人为中心等。治学之道和为人之德的传承离不开师承制度的实施。中医师承教育中,教师不仅是技能传授者,更是道德榜样。导师应具有良好的医德,严谨治学,注重临床实践和中医学术研究,教育学生树立正确的人生观、价值观和职业道德。同时,学生也应尊重师长,虚心学习,注重实践,认真总结自己的学习和实践经验,不断提高自己的医学水平和道德修养。在师徒良好互动的过程中,中医师承教育得以实现其治学之道与为人之德传承发展的使命。

5. 中医文化的传承

中医药文化深植于中华文化之中,是中华文明的重要组成部分。中医学科的形成和发展与中国古代哲学、文化、历史等密不可分。因此,传承中医文化也是桂派中医师承教育中不可或缺的一环。中医文化包括中医的历史发展沿革、学科基础理论、名医大家及其经典著作、中医药文化及其在中华文化中的地位等。要使学生们真正领悟中医文化的深刻内涵,需要将这些内容融入师承教育中,通过临床实践和学术研究加强学生的感受和体会。

二、遵循人才成长规律,创新中医师承教育方式和方法

中医师承教育是中医传承发展的生命线。传统的中医师承教育方式在保证技术传承的同时,也在文化发展、学术思想、临床思维和医患沟通等方面进行传承。然而,随着时代的发展、社会的变迁和人才培养需求的不断变化,传统的师承教育方式和方法面临着一定的挑战和问题,因此,创新中医师承教育方式和方法成了中医药事业发展的必然要求。

(一)"三导"接力,因材施教

为了更好地适应时代的需求和人才成长规律,学校创新中医师承教育方式和方法,采用"三导"接力的方式,根据学生的具体情况和成长需求灵活配置导师资源,因材施教,以便更好地发挥学生的潜能,培养更多优秀的桂派中医人才,为推进中医事业的发展做出更大的贡献。

"三导"接力,即学业导师、经典导师和师承导师相互配合,共同指导学生的成长。学业导师主要负责学生的学习、生活和职业规划,指导学生学业发展

和科研启蒙；经典导师主要负责传授中医经典和名家经验，传递中医学的思想和文化；临床导师则主要负责临床指导和技术传承工作，帮助学生掌握临床实践技能。

"三导"接力的方式能够使学生在不同导师的指导下，全面发展，充分发挥个人潜能。通过学业导师的指导，学生可以进一步明确学习目标和职业发展规划，充分发挥自己学习的主动性和积极性，提高学业成绩和学术造诣；通过经典导师的指导，学生可以深入理解中医学的精髓，弘扬中华优秀传统文化；通过临床导师的指导，学生可以更为扎实地掌握临床实践技能，更好地服务患者。

1. 学业导师制

（1）学业导师制度的意义：随着高等教育的普及和发展，学生数量不断增加，学生个体差异也越来越大，传统的班级教学组织模式已经不能满足学生个性化发展的需求，亟需建立完善的学业导师制度来为学生提供更加全面、个性化的指导和支持。

学业导师制度是指学校为每个学生安排一名指导老师，负责为学生提供学习、生活和职业规划等方面的指导和帮助。这一制度的出现源于以下几个方面：①学生的个体差异性越来越大，不同学生在学习能力、兴趣爱好、性格特点等方面存在较大的差异，需要专门的指导老师针对个体差异提供个性化的指导。②学生在大学生活和学习过程中可能会面临很多不同的问题，如学习方法、职业规划、心理健康等方面的困惑，学业导师可以帮助学生发现并解决问题，为学生提供更加全面的支持和帮助。③学业导师可以帮助学生更好地融入校园，提升学生的归属感和满意度，如为学生提供社交支持等。④学业导师可以根据学生的学习情况提供有针对性的指导，如明确学习方向、制定针对性的学习计划等，以帮助学生更好地掌握知识和技能，提高学生的学习成绩和学术研究能力。

（2）学业导师制度的设置与管理

1）学业导师的遴选条件：学业导师在桂派杏林师承班学生的成长中扮演着非常重要的角色。学业导师不仅要帮助学生做好学业规划，更要引导学生培养自主学习能力和创新精神。因此，对于学业导师的遴选必须要严格把关，确

保他们具备优秀的教育素质和专业知识,能够为学生提供高质量的学业指导和帮助。遴选条件包括以下几个方面:

● **思想政治条件**:忠于党的教育事业,坚持党的四项基本原则。具有较高的政治素质,能够做到教书和育人相统一,坚持言传和身教相统一。热爱教育事业,能够积极帮助学生解决学习中遇到的困难,成为学生的良师益友,起到榜样的作用。

● **职称学历条件**:具有中级及以上的职称或硕士研究生及以上的学历,参加或承担校级及以上的科研或教改课题者优先。这一要求保证了学业导师在专业领域具备较深厚的专业知识和丰富的教学经验,能够更好地指导学生的学习。

● **专业知识和教学管理规章制度**:熟悉学校本科生专业人才培养计划,了解学校和学院的各项教学管理规章制度。这一要求保证了学业导师对学生所学专业的培养目标和课程设置有清晰的认知,能够为学生制定科学合理的学习计划,提供有效的指导和帮助。

● **纪律和考核要求**:严格遵守学校的纪律和规定,按时按量完成各项考核任务。若受过校级及以上处分或年度考核不合格者,将停止聘用 1 年。

2)学业导师的职责与任务:学业导师的职责和任务是为桂派杏林师承班学生的学业和个人发展提供全面、科学、有效的指导和帮助,帮助学生树立正确的学习观念,掌握科学的学习方法和技能,培养学生的探究精神和科研能力,打造学生学习共同体,最终实现学生的自我成长和发展。以下为具体职责和任务:

● **引导学生建立专业认知**:让学生了解本专业发展前景、培养目标、培养规格、教学计划、经典等级考试、分阶段考试等和学生学习紧密相关的内容,增强学生专业学习兴趣与专业自信心,方式包括开展学术讲座、专业培训、实践项目等。同时,应密切关注专业的发展和变化,及时更新教学内容和方法,以更好地满足学生的学习需求。

● **关心帮助学习困难的学生**:对学习困难的学生给予更多的关注和支持,

帮助其制订科学合理的学习计划,落实学业帮扶措施,方式包括开展课后辅导、个别辅导、小组讨论等。同时,应认真分析学生学习困难的原因,找出解决问题的方法和措施。

● **养成学生优良的学习习惯**:引导学生树立正确的学习观念,掌握科学的学习方法和技能,引导学生学会自主学习,养成课外学习的良好习惯,方式包括开展教育讲座、实践项目,提供学习指导等。同时,应及时发现和纠正学生不良的学习习惯,引导学生树立正确的学习态度和价值观。

● **为学生的个人发展规划提供建议**: 帮助学生明确学习目标、发展目标和职业生涯目标,指导学生制订个人发展规划。从学生的兴趣爱好、特长能力等方面出发,为学生提供更为具体、更有针对性的职业规划建议,帮助学生实现个人价值和梦想。

● **培养学生的探究精神和科研能力**: 积极引导学生参与科研立项、创新创业训练、学科竞赛、论文写作等活动。通过这些活动,学生可以获得提高科研能力、解决问题的能力和培养创新思维的机会,并在实践中获得提高。此外,应鼓励学生积极参与导师的科研工作,导师可将自己主持的科研课题介绍给学生,让学有余力的学生参与学业导师的科研工作,这样不仅可以提高学生的创新素质、创造能力及创业意识,还可以增强学生与导师之间的互动和联系,进一步促进学生的学习和发展。

● **打造学生学习共同体**: 让学生在共同的学习环境中互相学习、互相帮助,以提高学生的学习效果和学习成就感。导师可以根据学生的自身特点组建学习兴趣小组,培养学生跨学科思维意识,探索学生应用性学习、整合性学习、高阶性学习的培养路径,开拓学生学习视野,提升学生就业能力。

● **对被学籍警示学生进行学业帮扶**: 对于一些因各种原因导致学习成绩不佳,甚至受到学籍警示的学生,学业导师需特别关注,应该及时与这类学生谈话,了解学生的学习情况,帮助学生找出学业落后的具体原因,并与学生共同制定学习计划。除此之外,学业导师还应该持续跟踪并定期检查学生的学习情况,及时调整学习计划,给予更多的关心和帮助。

3)学业导师的管理与评估:学业导师的任务不仅是指导学生的学业发展,

还包括帮助学生规划未来职业道路,解决个人问题和困难,以及提供相应的支持和资源,对学生成长成才有着重要的指引作用,因此,对于学业导师的管理和评估也变得至关重要。

学业导师的管理包括制定清晰的工作职责和目标、提供培训和支持、建立沟通机制和反馈机制等。首先,学校应明确学业导师的职责和任务,以确保学生和导师期望一致。学业导师的任务包括指导学生的学业和职业生涯的发展规划、提供个人支持和建议、推荐和介绍资源、帮助学生解决问题和困难等。其次,学校应为学业导师提供充足的培训和支持,以确保他们能够胜任工作。培训内容包括心理学知识、咨询技能、沟通技巧等。此外,学校应建立健全有效的沟通和反馈机制,以确保导师和学生及时沟通和协调,帮助导师了解学生的需求和问题,进而帮助学生解决问题、促进学习。

学业导师的评估是管理的重要组成部分,有助于确定学业导师的绩效、改进学业导师的工作以及提供反馈和奖励。评估方法包括量化和定性两种。量化方法包括学生和其他相关人员的问卷调查、导师的工作日志和记录、学生的学业成就等。定性方法包括对学业导师的观察、学生的反馈、学业导师的自我评估等。通过综合使用这些方法,可以全面地评估学业导师的绩效和贡献。

(3)学业导师的工作内容

1)师生之间的沟通和指导:学业导师与学生之间的沟通和指导是学业导师工作的核心内容。学业导师应与学生建立良好的关系,能够跟学生进行有效沟通,充分理解学生的需求和问题。线下指导活动应在校园内的教室、教研室、图书馆、食堂等公共场所进行,并且需要2名以上的学生参加,以确保指导活动的有效性和安全性。此外,学业导师应该通过电话、微信语音等方式,及时回答学生的问题,帮助学生解决学习上的难题。

2)学生信息的管理和评估:学业导师需要对学生信息进行管理和评估,了解学生的学习情况和问题,及时制定相应的解决方案。在线上教学活动中,学业导师通过相关学习平台的数据分析功能,对学生的学习情况进行评估,及时发现问题并进行调整。在线下教学活动中,学业导师通过学生信息员进行监督,确保指导活动的顺利进行。

3)定期评估和反馈:学业导师需通过各种形式定期对自己的工作进行评估和反馈,以此衡量自己的工作效果和学生满意度,从而不断改进和提高自身的工作质量。

(4)学业导师的工作方法

1)线上教学活动:线上教学活动是学业导师工作的重要组成部分,学业导师通过在线学习平台与学生进行线上的互动和交流,在线交流次数为至少每2周1次;定期给学生推送与专业学习相关的图书、文章等,组织开展专题讨论、测试、签到等线上教学活动。这些活动可以有效地帮助学生提高学习效率,增强学习兴趣,同时也可以帮助学业导师更好地了解学生的学习情况。

2)线下教学活动:线下教学活动包括早(晚)自习、讲座、座谈会、科研指导、专题讨论会、个别或集中面谈、参观等多种形式。学业导师可以定期组织学生参加这些活动,每学期和学生的面对面指导不少于4次,其中学业辅导不少于2次。

(5)学业导师制度的实施与效果

1)实施步骤与方法

• 制定制度:学校或院系制定学业导师制度,并明确制度的目的、实施范围、实施对象、具体操作流程和评估标准等。

• 导师遴选:向全体学生和教师宣传学业导师制度的内容和意义。有意愿担任本科生指导老师的教师填写并提交《本科生学业导师申请表》,后由所在部门对符合条件者进行审核,签署意见后将名单及申请表报送教务处备案。

• 导师和学生匹配:各学院根据本院所管理的学生人数及导师申请人数分配导师带教名额。从第2学期开始至第4学期结束,每位导师指导学生不能超过6人。指导人数不满6人的导师,可继续申请带教后续年级的学生,直到带教学生数满6人为止。这样既能保证每位学生都得到足够的关注和指导,又能减轻学业导师指导学生人数过多的工作压力。

2)学业导师制度的效果

学业导师制度的实施取得了一定的成效,包括:①加强了学生和教师之间的沟通和联系,导师可以更好地了解学生的需求和困难,及时给予指导和建议,让学生感受到更多的关爱和关注;②促进了教师教学能力的提高,为教师提供了全面认识和了解学生的机会,从而更好地把握学生的学业情况和发展规划,提供更加精准和有效的学业辅导和指导;③鼓励教师积极关注教育质量和学生发展,激发了教师的教育热情和责任感;④促进了学生学业成绩的提高,让学生在学习过程中得到更好的指导和帮助。

学业导师制度的实施为学生和教师搭建了一个更加密切、更加有效的沟通桥梁,有助于提高学生的学业成绩,及早做好职业发展规划。学校也将进一步完善学业导师制度,加强对导师的培训和评估,确保学业导师制度能够更好地服务学生的学习和发展。

2. 经典导师制

(1)经典导师制度的意义

1)中医经典在传承中的困境:中医经典是中医学的重要组成部分,是中医学的理论基础和指导实践的重要依据。中医经典的传承是中医师承教育中至关重要的一环。然而,随着现代科学技术的发展和现代医学的冲击,中医经典在传承中面临着许多困境。首先,中医经典的语言表达方式古老、晦涩难懂,需要具备相当的语言文化素养方能理解。这对于新一代的中医学习者来说是一项巨大的挑战,也是中医经典传承中的一个难点。其次,中医经典的内容较为繁杂,需要系统性、全面性的学习和研究,但现代人的快节奏生活和碎片化的学习方式难以满足这种需求,这是中医经典传承的瓶颈。最后,随着时代的变迁和社会的发展,中医学应该与时俱进,但如何在保留中医经典精华的前提下,实现中医学与现代科技、现代医学的良好结合,是中医经典传承中的一个需要深思的问题。

2)经典导师制度的出现与必要性:针对中医经典传承中所面临的困境,经典导师制度的出现成了解决问题的一种有效途径。经典导师制度的核心理念是以学生为中心,以经典传承为重点,通过一对一的辅导和指导,实现中医经典的有效传承。首先,经典导师制度可以通过导师的言传身教,为学生提供更加全面和深入的中医经典学习和研究方式。导师以其丰富的学术经验和深厚的中医理论功底,为学生提供细致入微的学习指导和解答,帮助学生更好地理解中医经典的精华。其次,经典导师制度可以促进学生与中医经典的积极对话,从而加强学生对中医经典的理解和掌握。在导师的引导下,学生可以通过对经典的深度阅读和分析,逐步理解其中的奥妙和深意,从而将其更好地应用于临床实践中,为患者提供更加有效的治疗。再者,经典导师制度以导师的专业水平和教育经验为基础,帮助确保教学质量的稳定和提升,并且通过导师之间的交流和合作,可以促进中医经典传承的全面推进。最后,经典导师制度也可以促进中医经典的创新和发展。随着时代的不断发展和社会需求的不断变化,中医经典也需要不断更新和发展,导师可以在传承经典的基础上,实现教学相长,推动中医学科的发展和壮大。

经典导师制度的出现,不仅填补了传统中医教育的不足,还推动了中医经典传承的全面发展,为桂派中医的繁荣和壮大奠定了坚实的基础,以便更好地服务人民群众的健康需求。

(2)经典导师制度的设置与管理

1)经典导师的任职条件。经典导师是中医领域的资深专家,其任职条件高于其他普通教师,包括:①具有深厚的中医学理论基础和实践经验,具备深入解读和传承中医经典的能力;②在中医学领域内有突出的贡献,有一定的社会影响力;③具有一定的教学经验和教学水平,能够有效指导学生;④取得博士学位或者副高以上职称,或者具有相当于此等学历和职称的学术水平和实践能力;⑤具备高度的责任心和敬业精神,能够以身作则,对学生进行正确的引导和指导。

2)经典导师的职责。经典导师的主要职责是对中医经典进行细致解读和传授,帮助学生掌握中医学的基本理论和经典著作,加深学生对中医文化的认识和理解,点燃学生对中医文化的学习热情。

3)经典导师的管理与评估。经典导师管理的基本原则是以学生为中心,以学生的学习成果和满意度为导向,注重学生的利益和需求,注重人性化管理,为学生提供更好的教学服务和学习环境;以保障导师的权益为前提,为导师提供更好的工作条件和资源支持,以保证导师的教学质量和教学效果。经典导师的管理与评估内容包括：①制定详细的工作流程，包括教学计划、教学任务、教学方法、学习考核、质量评估等方面的内容，以明确导师的职责和任务，确保导师的工作有序高效地进行；②开展经典导师的培训和交流，包括组织专家讲座、召开研讨会、成立经典研究小组等，以提高导师的教学能力和水平，加强导师之间的交流和互动，促进经典导师的共同发展；③提供教学资源和支持，包括中医文献、图书、教学设备等资源，以及一定的经费支持，以保障导师的教学质量，促进导师教学和研究活动的顺利开展；④开展导师评估工作，建立完善的导师评估机制，包括定期教学督导、教学质量评估、学生满意度调查等，通过评估导师的教学质量和效果，发现导师的优点和不足，为导师的进一步发展提供有益的反馈和指导。

（3）经典导师的工作内容

1）带领学生学习领会中国传统文化的精髓。中医经典是中医学术体系与临床体系的根基，植根于中华传统文化，桂派中医学生需要对中国传统文化有一定的了解，才能更好地理解中医经典。经典导师需带领学生学习中国传统文化的精髓，了解古代医学的历史、传承和发展，以及中医经典与儒家思想、道家思想、佛家思想等的关系。

2）带领学生阅读相关典籍的精要。带领阅读《黄帝内经》《伤寒杂病论》《金匮要略》《温病条辨》等，帮助学生掌握中医经典的核心内容。其中《黄帝内经》是中医学经典著作之首，是中医药学的源头，凝聚了中华民族的医学与健康智慧。《黄帝内经》是中医学学术体系成熟的标志，为桂派杏林班学生必读之典籍。认真研读中医典籍是培养学生中医思维、提高学生临床能力的有效途径。

（4）经典导师的工作方法

1）传统口传面授。通过一对一或小组授课的方式，将中医经典理论、临床经验等知识传授给学生。经典导师具备丰富的教学经验和深厚的中医理论功底，能够根据学生的学习水平和理解能力，选择合适的教学方法和教材，让学生在亲身体验中感受中医经典的魅力。

2）经典原文背诵。通过引导桂派杏林师承班学生反复熟读经典、背诵经典,激发学生学习兴趣,引导学生关注中医学术研究的前沿和热点问题,了解中医学的未来发展趋势。

3)门诊跟师见习。中医学的实践经验是学生掌握中医学知识和技能的关键。为了让桂派杏林师承班学生更好地掌握中医临床实践经验,经典导师安排学生跟随自己在门诊见习。在门诊见习中,学生观察和参与临床诊疗活动,学习和掌握中医临床实践技能。经典导师根据学生的不同情况和学习目标,制定相应的实习计划和安排。在见习过程中,经典导师引导学生认真观察患者的病情,全面了解患者的身体状况和病史,掌握中医临床诊断和治疗的基本方法和技巧,培养学生的临床思维和处理问题的能力。

4)不定期了解学生对经典知识的掌握程度,及时发现并解决问题。在学习过程中,经典导师不定期了解学生对经典知识的掌握程度,及时发现并解决学生在学习中遇到的问题。通过这种方式,经典导师可以更好地掌握学生的学习情况和学习进度,及时进行调整和指导,确保学生能够全面而深入地掌握中医经典的精髓。

(5)经典导师制度的实施与效果

1)实施步骤与方法

● 遴选经典导师:遴选优秀的中医经典导师是经典导师制度实施的首要任务。优秀的导师需具备扎实的中医学理论知识、丰富的中医实践经验和教学经验。通过发布遴选通知、内部推荐、面试等方式筛选优秀的导师,以确保经典导师制度的实施能够取得良好的效果。

● 制定学习计划:在教学安排上,桂派杏林师承班学生在学完第 1、2 学期的基础课程后,在第 3、4、5 学期各配备有经典导师。经典导师负责精选中医四大经典等医史文献,加强学生对中医学理论体系和各家学术思想的认识和理解。学生配备了经典导师后,经典导师需对学生制定具体的学习计划,包括背诵计划、考核计划、实践计划等。制定学习计划需结合导师和学生的实际情况,做到量身定制、因材施教。

2)经典导师制度的效果:①帮助学生掌握中医经典的核心内容和学术思

想,加深对中医经典的认识和理解;②提高中医经典的传承质量,传承和发扬中华优秀传统文化;③促进中医学科的发展,推动中医学的学术研究和创新;④教学相长,提高中医师的综合能力和职业水平。

3. 临床导师制

(1)临床导师制度的意义

1)中医临床在传承中的困境:中医学是一门实践性、经验性极强的学科,跟师实践是中医学传承的重要方式。由于中医学科的独特性,培养一位合格的中医师需长时间的师承实践和经验积累,中医学生在学习过程中需付出更多的时间和精力,同时也要求导师具备丰富的临床经验和精湛的学术造诣,这给中医临床的传承和发展带来了新的挑战。同时,在西方医学教育的巨大冲击下,中医药的院校教育模式出现了中医特色不明显、学生中医临床思维能力不足等现象,这与临床师承教育环节的缺失有着密切关系。

2)临床导师制度的出现与必要性:为了解决中医传承所面临的困境,临床导师制度应运而生。临床导师制度是一种以学生为中心,以临床传承为重点,以一对一的指导为实现形式的教育制度。临床师承教育要求学生跟师问诊、研讨经典,并在实践中获得临证感悟、品德熏陶,这样的教育方式可以有效契合中医学实践性、经验性强的特点,帮助提高学生中医临床思维,推动中医药的传承创新发展。

(2)临床导师制度的设置与管理

1)临床导师的任职条件:申请桂派杏林师承班临床导师资格者,应为学校临床医学院教学、医疗、研究相关工作的正式人员,拥护党的基本路线和方针政策,遵纪守法;治学严谨,作风正派,有良好的师德教风,为人师表,以身作则,担当教书育人使命;热爱中医药教育事业,具有扎实的中医专业理论基础,有丰富的临床经验和技术专长,得到同行公认,享有较高盛誉;医德高尚,身体健康,能够坚持工作,完成临床师承教学任务;熟悉学校各项本科教学制度,恪守学术道德,严格遵守学术规范,认真履行导师职责,无违反学校教师规范行为及其他违法违纪行为。

桂派杏林师承班的临床导师原则上须具有学士及以上学位,且应符合下列具体条件:①具有副高级及以上专业技术职务;②从事中医药临床工作 10 年以上,且每年在临床工作(病房、门诊)时间不少于 10 个月;③近 3 年担任课程主讲教师,每年教学工作量不少于 24 学时;④近 3 年主持或参与过校级及以上科研、教学项目。

2)临床导师的职责与任务:临床导师每学期需带教 1~4 名学生,至少完成 40 个学时的基本教学任务量,并落实门诊(病房)带教制度、定期指导和见面制度、小组辅导制度;让学生参与自己负责的科研、教学项目,将教学辅导融入在课题项目中;通过一对一、面对面的启发式、探究式、参与式教学,使学生在知识、能力、素质、思维、情感、精神、文化等方面得到全面提升。

3)临床导师的管理与评估

● 导师遴选:规定导师的遴选标准,确保导师具备一定的临床经验和带教能力。导师的选拔应该经过严格的程序,包括个人申请、学校审批、导师考核等环节,确保导师的专业能力和责任意识。

● 制定教学内容:临床导师需明确教学内容和任务,制定清晰可行的教学计划,教学内容应具体、有针对性,既要涵盖基础知识,又要覆盖临床实践技能。

● 教学管理:包括教学过程的监督、教学纪律的约束等。在教学过程中,导师应对学生进行一对一辅导,学生完成任务后应及时点评和评估,鼓励学生自主学习和思考。

● 临床导师的评估:定期对导师教学能力和教学成果进行评估,可以确保教学效果和质量。评估的方式包括定期考试、学生评价、导师自评等。

(3)临床导师的工作内容与方法:在医学教育中,临床导师制度是一种重要的教育方式,它强调导师与学生之间的互动关系,以下是临床导师常见的工作内容和方法。

1)临床实践:带领学生出门诊或病房带教,让学生亲身到临床实践,了解诊断和治疗的实际操作过程;要求学生做好门诊跟师记录,包括时间、患者姓名、主诉、疾病诊断、治疗等内容,并及时进行指导和点评。

2)病案讲解：选取典型的或疑难的临床病案进行讲解分析，与学生一起进行病例讨论，帮助学生掌握疾病的诊断和治疗方法，提高临床判断能力；要求学生做好学习记录及导师批改意见，以便学生下一次学习时参考。

3)指导病历书写：指导学生规范书写临床大病案，帮助强化学生临床思维；要求保留学生大病案原件及导师批改意见。

4)阅读讨论医学经典：指定经典医学著作，要求学生在规定的时间内阅读，并与导师一起进行讨论，也可以邀请其他组同学参与讨论，以帮助学生提高理论水平。

5)指导心得及论文撰写：指导学生撰写读书心得体会、论文等，让学生通过写作反思和总结学习成果，可通过小组辅导的形式完成，每次2课时，每学期不少于5次。为了保证写作质量，导师应对学生们的写作进行修改和指导，并要求学生保留原件及导师修改意见。这不仅有助于提高学生的写作能力，也能够帮助其为日后的科研工作打下基础。

临床导师的工作内容与方法是多样的，需要导师根据学生的实际情况进行调整和安排。通过有效的临床导师管理和评估，可帮助学生更好地成长和发展。同时，导师也应注重自身的素质和能力提升，不断提高自己的教学水平，为学生的发展提供更好的支持和帮助。

(4)临床导师制度的实施与效果

1)实施步骤与方法

● 制定制度：学校制定临床导师制度，并明确制度的目的、实施范围、实施对象、具体操作流程和评估标准等。

● 导师遴选：学校招募一批优秀的临床医师或教授作为导师，导师需要有一定的临床经验和教学能力，并能够积极投入临床导师制度的实施。

● 导师和学生匹配：学校根据导师和学生的专业领域、兴趣爱好、性格特点等因素来匹配导师和学生，并在匹配后通知导师和学生进行面谈。

● 制定学习计划：第4~7学期，学生利用业余时间和假期跟随临床导师开展临床见习；第8学期，全程开展跟师实践；第9、10学期，进入临床各科实习,完成中医学本科教育实习环节的任务。在教学方法上,采用讲座、讨论、专题调研等多种形式,建立跟师与自学相结合的开放式教学体系。临床教育过程中,指导老师既要通过口传面授、临床应诊和实际操作向学生传授其学术经验和技术专长;又要注重对学生开拓创新精神的培养和思维方法的训练,并指导他们学习和掌握学科新进展、新技术和新成果。学生既要全面继承掌握指导老师的学术思想、临床经验和技术专长,又要认真学习和掌握本学科的新进展和其他相关学科知识,不断更新、补充和拓宽知识面。导师应根据学生的专业和兴趣爱好等因素,与学生共同制定学习计划,并约定具体的学习内容、时间和方式等。

- 实施临床跟师学习计划: 导师和学生按照约定的计划和方式,进行临床带教和学习。导师帮助提升学生在门诊和病房实践、临床病案分析、经典著作阅读、论文写作等方面的能力和素质,并及时给予学生反馈和评估。

- 评估和总结: 学校定期对临床导师制度的实施进行评估和总结,并根据评估结果和反馈意见,及时调整和完善临床导师制度的内容和方法。

2)临床导师制度的效果

- 师生关系更加亲密: 在临床实践中,师生之间的交流和互动增加,师生关系更加亲密,有利于帮助学生更深入学习感受导师优良的医德医风,从中汲取榜样力量。

- 学生的临床能力得到提高: 导师会为学生提供更加系统化和全面的临床实践培训,帮助学生更快地掌握各种实践技能和应对各种疾病的方法,提高学生的临床实践能力,丰富学生的临床经验。

- 学生的科研创新意识得到培养: 在导师的指导和带领下,学生可以更深入地了解学科领域的前沿知识和研究进展,学习更加系统和科学的研究方法和技巧,树立基本的学术研究规范,在学习过程中提升科研创新意识。

- 促进师生共同成长: 导师在指导学生的过程中,也可以从学生的思考和实践中得到启示,反过来加深自己对学科领域的认识和理解。而学生则可以通过与导师的交流和互动,吸收导师的知识和经验,提高自己的综合素质和职业能力。

（二）建设师承教育中医药导师传承工作室

中医药导师传承工作室是由名医名师或优秀的中医药专家担任导师开展一系列中医师承教育活动的场所。作为中医药师承教育的实践基地和教学资源库,中医药导师传承工作室可以为中医药师承教育的深入开展提供有力的支持,具体如下:①为师生的交流与互动提供平台,通过工作室内的交流、座谈、讲座、研讨等活动,导师可以与学生们面对面地交流,分享自己的学术经验和人生经历,为学生答疑解惑,提供指导和帮助;②为学生提供一个真实、丰富的实践场所,让学生更加深入地了解中医药的理论和实践,并获得更为丰富的经验和技能;③为中医药师承教育的骨干人才的培养提供机会,师生之间的良性互动可以促进彼此的成长,帮助导师进一步提高教学水平和教育能力;④为中医药师承教育的水平和质量提供有效的保障,推动中医药师承教育的创新和发展。

（三）建设中医经典研修室

中医经典是中医学的重要组成部分,是中医传承发展的源泉,也是中医教育的基础。在当前的中医教育中,由于各种因素的影响,中医经典的研究和应用并不普遍,中医经典教育未能获得理想成效。建设中医经典研修室是传承和发展中医学的一种有效措施。

1. 中医经典研修室的作用

(1)促进中医经典的传承和发展:中医经典是中医学的重要组成部分,建设中医经典研修室有助于加深学生对中医经典的理解和应用,有利于中医经典的传承和发展。

(2)提高中医教育的质量:中医经典是中医教育的基础,建设中医经典研修室可以加强中医教师的中医经典知识储备和教学能力,提高中医教育的质量。

(3)推动中医药现代化建设:中医经典是中医药现代化建设的重要支撑,建设中医经典研修室可以加强中医药理论的研究和应用,推动中医药现代化建设。

2. 中医经典研修室的建设

建设中医经典研修室需要一个良好的环境和设施,也需要专业的师资力量和优秀的学员。具体来说,中医经典研修室的建设需要注意以下几个方面:

(1)组建中医经典研究团队:中医经典研修室需要配备一支专业的研究团队,包括中医经典的专家学者和中青年人才等。而团队的组建需要制定完善的人才引进和培养计划,以保证团队的稳定性和发展性。

(2)选择适宜的场所:可以选择在中医院校、医疗机构、中医药企业等地建设中医经典研究室,以便开展中医经典的研究和应用。

(3)设置特色教学活动:特色的教学活动可以提高学生的学习兴趣和参与度,如中医经典诵读比赛、中医古籍摘抄比赛、中医经典研究论文撰写比赛等。这些活动不仅能够促进学生之间的交流和互动,还可以激发他们对中医经典的研究热情,提升他们的中医文化底蕴和综合素质。

(四) 设立桂派杏林医学生研修论坛

设立桂派杏林医学生研修论坛,邀请桂派中医大师及团队专家开展讲座、学术研讨等活动,可以让学生对桂派中医的学术内涵有更为深刻的理解,不断开阔新视野、探索新方法,为中医药教育注入新的活力。

1. 桂派杏林医学生研修论坛的意义

传承发展桂派中医学术思想,培养桂派中医人才。在中医药教育领域,桂派中医是具有鲜明地域特色和学术特色的宝贵资源,其独特的医学理论和治疗方法,对培养中医药人才和推动中医药事业发展有着重要的作用。设立桂派杏林医学生研修论坛可以充分利用资源优势,为学生提供更广阔的视野和平台,助力中医人才的培养。

2. 桂派杏林医学生研修论坛的组织形式

桂派杏林医学生研修论坛的组织形式灵活多样,主要包括学术讲座、学术研讨、专题研究等形式。其中,学术讲座是为学生提供学术知识和学习方法的重要途径;学术研讨是为学生提供交流和互动的平台;专题研究则可以为学生提供深入探讨和实践的机会。

3. 桂派杏林医学生研修论坛的内容设置

桂派杏林医学生研修论坛在内容安排上紧密结合中医药教育的实际需求和学生的学习需要,从与桂派中医相关的专业知识、临床实践、研究方法等方面出发,设置了包括经典温课知新讲座(桂派中医药经典的研究与探讨)、名医名家经验访谈(中医临床思维培养)、经方薪传沙龙(临床诊断与治疗进展)、中西医汇讲(中医药与现代医学融合)、针灸启学研讨(中医针灸医案)等方面的内容。通过丰富的内容设置,为学生提供更全面的学术知识和更深度的学习体验。

4. 桂派杏林医学生研修论坛的运行模式

桂派杏林医学生研修论坛采取定期举办的方式,每年定期举行 1~2 次,时间根据学生的学习进度和教学计划进行调整。同时,研修论坛也可作为学校教学开展的第二课堂,为学生提供必要的学分。

论坛以线上直播和线下讲座相结合的形式开展,学生无论身处何地都可以参加;线上部分设置有互动环节,让学生和专家进行交流和互动,以提升学生的学习体验和学术能力。此外,在论坛举行期间,还设置了论文评选和展示环节,鼓励学生积极参与科研工作,培养学生科研意识和创新精神。

三、以中医思维为导向,开展中医师承评价

开展中医师承评价是推进中医师承教育改革的重要手段之一。以中医思维为导向的中医师承评价,对于桂派中医人才培养质量的提升具有重要意义。桂派杏林师承班的学生在跟师期间要完成一定数量的跟师门诊、跟师心得笔记、典型医案分析及经典读书体会的书写,学校通过过程性考核的方式来实现师承的教育效果评价。

桂派杏林师承班评价注重辨证思维和综合治疗思维的培养,通过整理导师的诊断、方药、中医技术等临床经验这一要求,对学生传承学术思想和中医思维情况进行评价和考核。为了防止师承带教流于形式,师承考核从以下 4 个方面进行:①固定师承教育学习的模式,保证每周跟师学习的时间和频次。学生在

学校指定时间(包括周六、周日及导师出门诊时间)跟随临床导师在门诊和病房见习、抄方,每周跟师时间保证至少5个工作日,每日8小时。②定期参与导师的学术研讨会,与导师进行学习交流。③完成跟师的病史采集、门诊病历和典型医案书写,定期整理跟师医案,完成50个以上的规范病案书写和记录。④1篇以上的病案分析总结,并向导师及时汇报学习体会。通过上述综合考评,帮助学生逐渐提升中医思辨能力和临床能力,为实现中医传承提供保障。

　　医案是中医师承的重要组成部分,也是研究中医师承导师学术思想和学术专长的重要原始资料,学生在跟师实践进行病案整理时,不仅要求数量达标,更要求质量过关。学生收集整理的医案可以在一定程度上帮助评价师承教育工作的质量。一份合格的病案记录,既要包含主诉、现病史、既往史、个人史、家族史、中医查体、诊断、处方等门诊跟诊的完整记录,还要有病因病机分析、治法分析等中医思维过程的体现。此外,还需包括初诊、各次复诊的详细就诊情况记录,完整的病案可以反映师承导师的临床诊治水平和学术特点。通过病案书写,考核学生在临证时是否做到理法方药的有序贯通,评价其对中医理论的掌握程度。在临床跟诊过程中,为了获取诊断疾病相关的体征等信息,学生需要通过一些中医操作如脉诊、望诊、闻诊、问诊等进行判断,这样在学生实践锻炼的同时,也考核了其临床操作能力。

　　跟师过程的医案分析总结是真实案例的临证分析,是普通医案记录的进一步升华,医案分析总结是学生综合临床能力的体现,也是对学生对中医经典的理解与临床实际运用的考核。学生通过多个诊断为同一疾病、不同证型的病案,对导师的学术思想和临床应用进行分析和经验总结,在总结归纳的过程中逐步提升。知其然,知其所以然,有助于构建学生的中医思维。导师在批改病案后,可将存在的问题反馈给学生,并就问题进行探讨和纠正,学生再将收获总结应用于今后的临床工作中,形成完整的师承工作闭环。

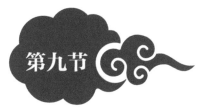

桂派杏林师承班实践教学体系

实践教学是高校培养高素质、高技能应用型人才的重要任务,也是桂派杏林师承班人才培养的重要环节。实践教学内容按照人才培养目标,根据工作岗位需求制定,包括实验教学、实训教学、学科知识竞赛、临床实习、社会实践等,以有计划、有组织和有目的的方式,融入人才培养方案,旨在加深学生对理论教学的理解和认识,提高学生临床实践能力。

一、构建贯穿培养全过程的实践教学体系

(一)实践教学与理论教学的有机结合

大学生实践教学与理论教学的有机结合是一种教育教学模式,这种模式可以帮助学生更好地掌握知识和技能,提高综合素质和实践能力,同时也可以帮助学生更好地适应社会发展需要,增强学生的就业竞争力。学校注重理论教学与实践教学的有机结合,根据人才培养目标及专业特点,构建了中医学专业"三模块六环节"的实践教学体系,以提高桂派杏林师承班学生的实践能力、创新能力和职业能力。其中,"三模块"分别是机能学实验基本技能模块、形态学实验基本技能模块、中西医临床基本技能模块;"六环节"分别为实训、实验、见习、第二课堂、暑期实践、实习。这一实践教学体系的鲜明特点是全程化、接触早、实践多、管理严、条件好,将实训、实验、见习、第二课堂、暑期实践、实习等六个环节的实践教学活动,贯穿于整个人才培养的全过程,体现了实践教学的全程化。

1. 三模块

(1)机能学实验基本技能模块:机能学实验基本技能包括实验前的准备、实验操作技能、实验数据处理、实验报告撰写等。

1)实验前的准备:包括实验器材、实验环境、实验操作流程等。

2)实验操作技能:包括实验操作的基本技能,如称量、计算、调配、制备等。

3)实验数据处理:包括实验数据的处理和分析,如数据的统计、图表的绘制等。

4)实验报告撰写:包括实验报告的撰写和格式要求,如实验报告的结构、内容、格式等。

本模块旨在让学生了解机能学实验的基本方法和常用仪器装置,学习和掌握人体及其他生物体的正常功能、疾病模型及药物作用基本规律、机能学实验学的基本技能和基本操作,锻炼学生的动手能力,提升学生科学研究的基本素质,培养学生实事求是的科学作风和观察、分析、解决问题的综合能力,启发学生的创新思维。

(2)形态学实验基本技能模块:形态学实验技能是医学生必须掌握的一项重要基础技能,主要包括基础知识和研究技能方面的培训,涵盖形态学、机能学、分子科学、病原生物学4个方面。传统教学模式下,学生掌握形态学实验技能的速度较慢,且容易遗忘,在实际工作中难以灵活应用。学校根据形态学实验教学的具体问题,逐步探索以问题为导向的按照阶段递进式分类的能力提升模式,这种模式兼顾了操作基本功训练和实验研究训练,为桂派杏林师承班学生的实验教学提供了新的解决方案。

(3)中西医临床基本技能模块:中西医临床基本技能包括中医四诊技能、针刺技能、灸法技能、拔罐技能、推拿技能、中医外科操作技能、全身体格检查、临床常用穿刺术、外科基本操作技术、急救技术、常见辅助检查判读等。学校依托国家级一流本科课程"中西医临床思维虚拟仿真实验""中医临床技能培训""针灸学"等开展中西医临床基本技能培训,以培养学生的临床技能。

2. 六环节

（1）实训环节：学校医学教育实训中心内设中医基本技能及中医思维实训、中医针推康复临床技能实训、壮瑶医药特色临床基本技能实训、临床医学基本技能实训、临床专科基本技能实训、护理临床技能实训、OSCE 考试站等 7 个临床技能实训教学模块，占地面积达 6 500 平方米，可以同时满足 600 多名学生的各个学科的临床技能培训需求，为学生实践教学提供了充足完善的条件。

经过基础课程的实训教学训练，学生能够掌握中医药基础理论、基本知识和基本技能，熟练准确地运用四诊八纲、辨证论治和方药治疗常见病和多发病；能够熟练阅读中医药古籍；能够掌握信息管理技术、文献检索基本方法以及搜集整理、分析临床医案和医学相关文献的技能。

经过临床课程的实训教学训练，学生能够全面、系统、正确地运用中医理论和技能进行病情诊察、病史采集、病历书写和语言表达，能够正确地运用中医理法方药、针灸、推拿等治疗方法对常见病和多发病进行辨证论治，能够合理选择现代临床诊疗技术、方法和手段对常见病和多发病进行初步诊断和治疗，能够掌握对常见危急重症进行判断和初步处理，能够与患者及其家属进行有效沟通、与同事和其他卫生保健专业人员团结协作。

这些课程的实践教学有效提高了桂派中医学专业学生的中医临床思维能力和操作技能，保证了理论知识与临床实际应用的有效结合。

（2）实验环节：学校拥有中医药壮瑶医药实验教学中心，内设公共实验教学、专业基础实验教学、专业应用实验教学、学生创新创业与教师教育教学发展综合实验、医学教育实训中心等 5 大实践教学平台。桂派杏林师承班人才培养方案规定，课内实验课程共 14 门 212 学时，包括"广西常见中草药""中药饮片识别""壮医特色疗法""壮医药线点灸""临床中药炮制学"等。

（3）见习环节：临床见习是医学教育教学的一个重要环节，是医学生走向医院、接触病人的第一步，其目的是将课本知识与临床典型病例相结合，帮助加深学生对理论知识的学习与掌握。在桂派杏林师承班的临床课程中均安排有临床见习，课内见习课程共 20 门 280 学时。临床见习的主要内容包括熟悉并掌握临床常见病、多发病的主要症状、体征、并发症，各科室的典型病例及相应的典型体征,问诊技巧,查体操作以及病历书写格式等。

(4)第二课堂环节:学校开设了第二课堂,并制定了《第二课堂成绩单制度》的实施管理办法。该制度已纳入学分制管理,是对桂派中医人才培养方案的重要补充和完善。根据《第二课堂成绩单制度》的规定,学生必须参加并完成第二课堂或实践活动的评价考核,才能获得第二课堂学分。第二课堂学分是学校全日制本科生必修的课程学分之一。在五年制本科学生的学习过程中,至少需要获得 8 个学分。毕业时,第二课堂成绩单将在盖章后放入学生档案。学校高度重视学生实践能力体系建设工作,将第二课堂活动作为培养学生知识、能力、素质协调发展的有效载体。学校积极开展人才培养实践路径的开拓和探索,以"服务需求,提高质量"为主线,通过思想政治和道德修养教育讲座、各类学术讲座、科研活动、创新创业项目、社会实践和志愿服务、文化艺术与身心发展活动、社会服务与社团活动、技能培训以及各种形式的学科知识和技能竞赛等,帮助增强和巩固学生对专业医学理论知识的深入理解。

作为桂派中医人才培养的一部分,桂派杏林师承班在其人才培养方案中指出,第二课堂即为课外教育,包括学生参加的大学生创新创业训练计划以及各类专业知识和能力大赛等课外实践活动。课外教育的目的在于提高学生的综合素质,发展个性和特长,鼓励学生在全面发展的基础上加强创新精神和能力,以适应现代化建设的需要。第二课堂的具体内容包括:①科学研究,学生参与教师科研实验项目或创新创业实践活动。②学科知识竞赛,包括各种学科知识和技能竞赛、数学建模比赛、英语竞赛、创业计划竞赛和科技作品竞赛等。③校园文化活动,包括体育、演讲、辩论、书法、绘画、文艺演出等各类文娱活动竞赛。④社会实践、公益活动、学习讲座等。

1)科研训练、创新创业训练等实践教学:为了鼓励学生积极参与科研训练和创新创业训练,学校不断创造有利条件。2012 年,学校成立了"大学生创新创业训练计划领导小组",负责制定和审核大学生创新创业训练计划的各类管理规定和实施办法,协调处理工作中出现的各类问题并指导项目日常管理工作,做好大学生创新创业训练计划的服务性工作。2014 年,学校出台了《大学生科研训练课题管理办法(试行)》,为本科生设立了专项科研基金,支持学生开展科研活动。同时,学校制定了《大学生学科知识竞赛管理办法(修订)》《本科生第二课堂学分实施办法(试行)》和《奖学金和先进个人评选奖励办法》等文件,对积极开展科研活动并取得一定成绩的学生授予相应的学分及奖励。

此外,学校还积极开展多种形式的科研活动,组织学生参加科研学术讲座和大学生课外学术科技作品竞赛。学校实施学生科研导师制,为学生在申报大学生创新创业训练计划项目、大学生科研训练课题等项目时提供指导。同时,鼓励大学生根据自己的专业特点、结合教师的科研项目进行选题,帮助学生开展和参与科研活动。学校为学生参与科研活动提供条件,包括完善重大科技平台和各教学单位实验室等,这些均面向大学生开放。学校还出台了《广西中医药科学实验中心对外开放管理规定》和《教学实验室开放管理制度》等规定。此外,学校还设置了校级大创科研课题,加大经费支持,鼓励学生积极参加科研,激发学生科研潜力。

在创新创业教育方面,学校每年设立专项经费,鼓励大学生开展创新创业训练计划项目,并面向所有本科生开设《创业指导》课程。2014年,学校建立了学生创新创业综合实验室。招生就业处、教务处和团委紧密合作,通过暑期见习、社会实践、勤工俭学等活动,提高学生的创业实践能力。学校还通过举办各种形式的创业计划培训和比赛,培养学生创新意识,提升创业能力。同时,邀请区内外知名企业家和自主创业的毕业生代表来校介绍创业经验,传播创业思想与创业技巧,提高学生的创新创业意识。

学校还将科研方法与科技活动有机融合,培养学生的创新能力。学校注重科研方法的培训,通过开设《医学信息检索》《医学统计学与科研方法学》《循证医学》等课程,为学生讲授科研方法。同时,鼓励学生参与教师的科研项目,培养学生的科研意识和创新能力。

2)学科知识竞赛:通过举办各类学科知识竞赛,培养学生的综合能力。桂派杏林师承班学生在一、二年级主修医学基础理论知识,三、四年级主修医学临床理论知识。为巩固学生的理论知识、激发学生学习热情、营造良好学风,学校定期开展各类学科知识竞赛的实践教学活动,如大学生方剂知识竞赛和临床能力理论知识大赛。

为弘扬中医文化,在全社会形成信中医、爱中医、用中医的氛围。2015年,在教育部高教司、国家中医药管理局的支持领导下,由中国教育电视台、教育部高等学校中医学类专业教学指导委员会主办,中国教育网络电视台健康台、中华中医药学会内经学分会等单位承办,开展了大型全国性中医类《黄帝内经》知识大赛。参赛对象为所有中医院校在校学生以及热爱中医的社会人士。广西中医药大学历届参赛队中的种子选手均以桂派杏林师承班的学生为主。学生每日晨起朗诵经典原文、背诵原文,通过反复阅读、揣摩,深入领悟《黄帝内经》的精髓。

(5)暑期实践

为了巩固和加深学生对医学理论知识的理解,让学生对社会医疗大环境的真实氛围有更直观的感受,并在此环境下发现自身不足,获得更强劲的学习动力,学校除了在校内安排实验、实训、见习、实习、第二课堂等实践教学活动外,还在暑假安排了暑期社会实践和周末义诊等校外实践活动,并将其纳入桂派中医人才培养方案中。暑期社会实践也是学生在校期间需要完成的六个实践教学环节之一。

桂派中医人才培养方案规定:在第2、4、6学期暑假进行暑期临床见习,每次2周,共计6周。

一年级:开展以"初入杏林"为主题的医学志愿者服务,要求学生通过在医院做导诊或义工的形式,体会医患关系,熟悉医院环境,使学生了解国情、民情,并早期参与基层医疗实践活动,增强社会责任感。

二年级:以"感知医学"为主题,要求学生在完成基础课程学习后到社区医疗机构实习,熟悉临床医疗工作流程,掌握诊疗常见病和多发病的知识和方法,完成生源地疾病谱调查,增强职业意识。

三年级:主题为"模拟上岗",要求学生深入县、乡等基层医疗单位,了解基层单位医疗、保健、康复等方面的情况。在门诊跟诊的过程中,学生学习医患沟通、医疗程序。

在暑期见习考核中,形成性评价包括学生见习作业、导师鉴定意见、单位鉴定意见等,终结性评价为见习报告,二者综合得出总评成绩。

每位学生在毕业前必须完成暑期社会实践活动,该活动被计入本专业学生毕业应完成的课程中,包括 6 个学分的暑期社会实践计划、240 个学时的暑期社会实践活动。此外,在毕业证授予条件中也明确要求学生需要在毕业前至少完成 6 周的暑期见习,这表明学校高度重视暑期社会实践活动。学校会在每年暑期放假前发布相关通知和奖励,以鼓励学生积极参与。

在暑期社会实践及义诊活动中,学生将所学医学理论知识应用于实践中,加深了对医学理论知识的理解,提高了临床思维能力。此外,在活动中,学生能够感受到人文关怀的温暖,学生的人文素养亦得到了提高。在活动中,不同的专业人员需协作以提供完整的医疗服务,可帮助学生提高团队协作意识。

(6)实习:按照桂派杏林师承班人才培养方案,学生在第 5 学年进入医院进行为期 45 周的临床实习,这个阶段是医学教育理论联系实际的重要环节,是培养学生独立分析问题、解决问题的能力和科学思维方法,巩固和提高所学的基础理论、临床知识和技能,对学生进行综合训练的重要阶段。学校明确规定学校—实习医院—科室三级管理部门在学生实习管理中的职责。学生要按规定完成实习临床病种、临床技能、病历书写和临床教学实践活动,并如实记录实习病种与技能等情况,对各科实习工作做出自我评价,参加出科考试。临床带教老师负责审查学生的实习记录,对学生实习表现做出评价。临床科室负责审核学生的考核表,组织学生出科考核。医院教学部(科教科)负责审核学生的实习量化考核手册、实习病种与临床技能记录、出科考核,并对实习进行总评与各科成绩汇总。学校负责组织学生实习中期考核,对实习量化考核结果进行终审,并组织学生进行毕业临床能力综合考核。学生在实习中如有一个科的成绩低于量化考核最低要求或在出科、中期和毕业考核中不及格,则认定为实习不合格,需要在实习结束后补回该科的实习或参加补考,否则不予毕业。

(二) 实践教学的教学方法改革

学校在实践教学中采用多种教学方法。在确定课堂教学方法时,教师根据教学目标、教学内容、学生的学情分析、学校设备条件和教学时间等进行选择。在实践教学中,鼓励教师采用翻转课堂、PBL 等教学方法,精心设计讨论主题,创设问题情境,激发学生创新思维。讨论过程中教师应发挥主导作用,积极引导学生抓住重点、难点，引导应"少而精"，起到"点拨"作用，给学生留有更多的思考空间。

1. 翻转课堂

学校鼓励教师在实验教学中开展翻转课堂改革。教师课前录制教学视频，针对教学内容的重点、难点，适当设置问题，供学生课前学习时带着问题思考查阅文献，同时通过 QQ、微信等社交软件，教师与学生、学生与学生之间进行互动交流，讨论疑难问题，达到"知识的第一次内化"。在课程上，结合课前提出的问题，教师主动引导，学生参与讨论，充分调动学生积极性，激发学生学习热情，达到"知识的第二次内化"。

2. PBL 教学

以问题为导向的学习（PBL）是一种以学生为中心的教学方法，通过提出问题或建设场景来鼓励学生主动学习。为了提高学生在临床实践中应用理论知识的能力和实习见习的质量，学校实践教学采用了 PBL 教学模式。PBL 教学过程包括以下几个环节：①教师创设一个问题或项目；②组织小组；③小组成员要从既有的知识与问题情境出发，说明自己对该问题的知晓程度、想了解的程度等；④学生针对问题提出假设；⑤查阅资料；⑥在既定的时间内学习、研究；⑦小组报告研究结论并重新反思问题；⑧若问题未解决，则进行下一循环，直到获得一定的结果。

为了贯彻并落实 PBL 教学，学校组织对各科室临床教师进行系统培训，使他们系统学习 PBL 教学的临床应用、案例撰写和情景模式的设立。此外，学校还开展了一系列的教学沙龙等活动，以提升临床中青年教师的教学能力和水平。

PBL 教学提升了学生将理论知识运用到临床中的思维能力，同时也培养了学生的自主学习和解决问题的能力。PBL 教学强调学生的主动性和参与性，让学生在问题解决的过程中不断积累经验，提高自身的判断和分析能力，同时也促进了学生团队协作和沟通交流能力。在 PBL 教学中，教师的角色更多的是引导者和监督者，学生才是学习的主体，他们不再是被动地接受知识，而是主动参与到学习的过程中，积极探究和解决问题，从而加深对医学知识的理解和掌握。通过 PBL 教学，学生的学习兴趣和主动性得到了提高，综合素质和专业技能也得到了培养。在未来的教学中，PBL 教学将继续发挥其独特的优势，为培养高素质的医学人才做出更大的贡献。

二、发挥附属医院中医临床教学的主体作用

学校在教学中一直坚持贯彻"早临床、多临床、反复临床"原则，将临床实践教学活动贯穿于人才培养的全过程。广西中医药大学第一附属医院作为学校的直属附属医院，是桂派杏林师承班人才培养的重要实践教学基地。医院实行"院院合一"管理体制，深入实施医教融合人才培养模式，在临床实践教学中不断改革创新，始终坚持以学生发展为中心，立德树人与能力提升并重，中医思维培养与中西医技能培训结合。

（一）"院院合一"管理体制，确保临床教学质量

医学教育管理体制机制改革，是促进医学教育可持续发展的重要保障。从 1995 年起，学校第一附属医院在自治区卫生管理部门、教育部门和学校的大力支持下，开始实行"院院合一"管理体制和运行机制，即临床医学院、附属医院及教学医院合一，探索出了一套适合广西地方医学人才培养的临床教学管理体制。其主要特点为：①组织统一，附属医院院长与临床医学院院长同为一人，科主任与教研室主任互相兼职。②待遇统一，医院编制与学校编制统一，一视同仁；③职责合一，医生可以兼教师，教师可以当医生，发挥特长，各尽所能；④经费统一，医疗经费、科研经费与教学经费统一使用；⑤医教合一，教师通过医疗实践丰富教学经验，学生有学习的基地。附属医院与临床医学院管理体制的高度统一，确保了临床教学工作的质量。

（二）秉承"早临床、多临床"的优良历史传统，培养学生临床实践能力

学校第一附属医院创立于 1941 年，创立之初就明确了办学目的："供学生临床实习，俾学理与事实参照，养成其医学之切实知识与技能，尚扫除空谈之弊，以求真实确切之进步"，体现了医院功能定位以及早临床、多临床的教学理念，与学校的"中西兼顾，医药并修，结合师承，全程临床，服务公卫，社会实践"的办学理念遥相呼应。学生临床教学导师制在建院初期就实施，与桂派医学

"早临床,多临床"的教育理念及师承教育模式一脉相承,造就了一批又一批的中医临床人才。这种优良的历史传统延续至今,发展出了 20 世纪 90 年代的传统中医班和今天的桂派杏林师承班。

学校第一附属医院出台相应文件,如《加强医院本科专业建设的指导性意见》,提出加强实践教学体系改革,强化实践育人环节,增加实践教学比重,提升实验教学水平;要综合运用院内外资源,加强基础、专业、综合实验室建设,探索以课题研究带动教学改革的模式,将研究成果和研究思维注入教学,帮助学生扩展知识视野,增强团队协作精神,培养科学思维方法,提高实践动手能力;加强虚拟仿真实验教学中心、实训基地等实践教学平台建设,加强实践教学的硬件条件建设;改革见习教学内容,全面整合实验教学内容,提高实验实践教学的比重,增加综合性、设计性实验比例等。

(三) 开展中医大讲堂,为学生搭建中医基础与临床联系的桥梁,促进中医经典的临床运用

开展中医大讲堂系列活动,历次讲堂内容包括《从人体阴阳的本体结构解读桂枝汤与四逆汤及其示范意义》《论中医之自愈机制对中医内科理论与实践的终极指导意义》《六经辨证的临床运用》《温病学派对伤寒学的传承与创新》《对中医"治未病"观念树立的要求》《汉代度量衡与〈伤寒论〉及〈伤寒杂病论〉的方药配伍》等,这些大讲堂不但整合了内经、伤寒、金匮、温病等课程内容,而且赋予了其新的学术观点,有利于帮助桂派杏林师承班学生建立良好的中医思维和学术批判思维。

三、创新实践教学考核方法

在桂派杏林师承班人才培养方案中,实践教学考核包括实践课程(含综合实训)考核、中医经典等级考试、中医水平测试、实习考核、毕业考核等。

(一) 实践课程考核

课程考核,即在课程学习过程中或者课程学习后,为了巩固和提高学生们

对本课程理论知识的理解进行的考核,包括课前测试、实验报告、实验技能考核、课堂讨论、见习报告等。如中医诊断学课程中舌诊技能操作测试,教师给予几组舌象图片,让学生观察并说出舌质和舌苔的形状、颜色、水分等,以判断疾病的性质、疾病的深度、气血的升降、津液的得失、脏腑的虚实。其他如中药学课程中中药饮片识别、临床理论课中医综合技能(病史采集、病历书写、中医外科技能、中医骨伤科技能、针灸技能)及西医综合技能(体格检查、外科、急救)等。通过这些考核对医学生的学习进行评价,考核结果也是过程性评价的一部分,与终结性评价(即期末考试)结合,二者综合得出该课程总评成绩。

(二) 中医经典等级考试

中医思维是指按照中医学认知生命的方式与方法思考、揭示生命现象,把握疾病规律,指导处方用药的一种不同于西医学的独特的思维方式,也就是在中医理论指导下,分析临床问题以及运用中医药方法与技术解决临床问题。中医经典承载着中医药文化的宝贵经验,是必修课中的重中之重。

2020 年,教育部、国家卫健委及国家中医药管理局出台了《关于深化医教协同进一步推动中医药教育改革与高质量发展的实施意见》(教高〔2020〕6 号),明确提出"开展中医药经典能力等级考试,逐步实现本科中医药专业学生和中医住院医师规范化培训人员全覆盖,纳入学生学业评价体系和规范化培训考核体系。"学校贯彻落实文件精神,要求桂派杏林师承班学生必须参加全国中医药经典能力等级考试,将中医药经典能力等级考试纳入毕业的基本条件。为提高桂派中医学生学习中医经典的积极主动性,达到"以考促学、以考促背"的作用,学校每年定期进行校内师生(含非中医类本科生、研究生、教师)中医经典考试,举办学生中医经典知识大赛,充分利用宣传栏、电子屏、教室、图书馆、宿舍、走廊、餐厅、校园网等场所搭建中医经典传播平台,多角度、全方位宣传中医经典知识,营造浓厚的校园中医经典文化氛围。学校还在"早晚自习"制度中规定中医专业学生早读内容必须以中医经典原文为主。中医经典教研室的老师也时常到教室领读,营造良好的中医经典学习氛围。学校为通过全国中医药经典能力等级考试的学生颁发证书,将考试成绩作为推荐优秀应届本科毕业生免试攻读硕士学位研究生的重要参考。

(三) 中医水平测试

为深化高等中医药教育教学改革,提高中医人才培养质量,国家中医药管理局中医师资格认证中心、教育部高等学校中医学类专业教学指导委员会下发了《关于开展 2021 年医学院校中医学类专业(本科)水平测试工作的通知》(国中医药认证〔2020〕104 号),通知指出中医水平测试主要对普通全日制中医学类本科学生在进入临床实习前,是否具备在本科学习阶段应具备的医学基本理论知识和临床基本技能开展评价。

学校为响应文件精神,确保考试顺利实施,制定了《中医学类专业(本科)水平测试广西中医药大学考点实施方案》,积极组织桂派杏林师承班学生参加中医水平测试。为激励学生努力学习,学校对考试成绩合格者采取毕业考核免试、发放成绩合格证书等措施,并规定首次考试成绩不合格者不予以安排实习,并安排校级补考,补考通过者方可实习。桂派杏林师承班学生成绩优异突出,均全部通过并按时下点实习。

(四) 实习考核

针对长期以来院校教育中医学专业后期临床教学中存在的对实习病种和临床技能要求不具体,质量评价模糊,学生学习主动性、积极性不高,或因考研与就业的冲击忽视毕业实习,致使学业过程不完整等问题,学校推行毕业生实习量化考核,旨在提高后期临床实践教学质量,保证医学生学业过程的完整性,并为提高执业医师资格考试通过率奠定基础。考核方案对学生在毕业实习必须完成的内、外、妇、儿、骨伤、五官、针灸、推拿等科室的病种和临床技能进行了量化规定。在实习病种上,按常见度与重要性,将各科病种分为Ⅰ类、Ⅱ类和Ⅲ类,按掌握、熟悉、了解 3 种程度分别计 3 分、2 分和 1 分,并规定了每个科必须掌握病种的最低分数。在临床技能上,按常见度与重要性,将各科临床技能学习情况分为掌握、熟悉和了解 3 种程度,按学生对技能掌握程度进行评分,各科以百分制计,60 分为及格。同时,还对在各科实习时需要完成的病历书写、临床技能培训与考核、参与临床教学活动(包括临床小讲课、教学查房、病例讨论)等方面的最低数量也作出了具体规定。学生在每个科室实习结束后必须参加出科考核,学校在实习中期检查时重点检查学生实习量化考核方案的执行情况,实习结束后对学生进行临床能力综合考核。

(五) 毕业考核

学生实习结束返校后,均需参加毕业考核,考核合格方能授予毕业证和学位证。毕业考核分为综合理论考试、临床技能考核及临床答辩 3 个部分。

1. 综合理论考试

综合理论考试以本专业的基本理论、基本知识、基本技能为核心,结合国家执业医师资格考试大纲要求,由各学院组织专家在学校题库系统中出题,组织学生进行无纸化考试。考试内容包括中医基础理论、中药学、方剂学、中医诊断学、诊断学基础、中医内科学、中医外科学、中西医儿科学、中西医妇科学、针灸学、中医骨伤科学、卫生法规等。

2. 临床技能考核

临床技能考核内容以执业医师技能考试要求为依据,采用 OSCE 考核方式,共设置 8~12 个考站;考试时必须有 2 个以上监考老师监考,其中一名应具有副主任医师及以上技术职务任职资格。各专业临床技能考核由专业所在学院于考试前 2 周拟定实施方案,并上交教务处实习管理科。临床技能考核规范及评分标准参照《临床技能操作规程》执行。

3. 临床答辩

临床答辩由各学院组织,考核专家根据毕业实习考核大纲所要求的病种与技能对学生进行针对性的提问,重点考核学生的中医思维、临床思维能力与专业知识的全面运用。

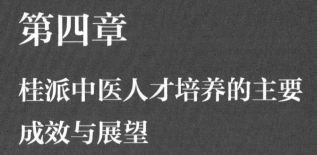

第四章

桂派中医人才培养的主要
成效与展望

第一节

主要成效和特色

办学历史需要铭记也需要传承,医者精神需要赓续也需要弘扬,发展使命需要担当也需要奋斗。桂派中医人才培养在总结历代八桂医学传承经验的基础上,从 1934 年创立广西省立医药研究所起,历经探索阶段(1956—1998 年)、改革阶段(1999—2012 年)、发展阶段(2012 年至今)3 个时期的发展。近九十年筚路蓝缕,桂派中医人才培养始终坚持遵循中医药人才成长规律,主动适应国家战略和广西经济社会发展的需要,坚持科学性、稳定性、继承性、发展性和特色性的原则,在不同的发展阶段做到相衔接、相协调、有进步、有提升,形成了中医人才培养的新模式,书写了中医教育人才培养的新篇章。

一、桂派中医人才培养的主要成效:传承发展八桂医学,初步形成独具一格的地方性医派——桂派中医

桂派中医人才培养薪火相传,传承创新近九十年,培养了一大批适应区域发展需要的中医人才,在八桂医学的基础上初步形成了独具一格的地方性医派——桂派中医,丰富发展了中医学。桂派中医既是中医主流文化的重要组成部分,又在广西区域自成体系,拥有文化独特性。

广西素有"八桂之地"的美誉,是中医药事业发展的重要区域。追溯至5 000 多年前的古代中华文明,几千年来,八桂医学得到了不断的发展和传承。桂派中医将中医药学基本理论、壮瑶医药学术思想和诊疗特色、广西区域民间医药经验与临床实践相结合,是解决临床疑难问题的典范,代表着当前区域中

医学术和临床发展的最高水平,是现阶段区域中医药、壮瑶医药学术发展的杰出代表,他们的学术思想和临证经验是中医药、壮瑶医药学术特点、理论特质的集中体现。桂派中医也并非新时代的特有产物,其演进过程经历了由模糊离散到系统科学、从低频表达到固定范畴、从概念设想到体制机制等多条嬗变轨迹。

(一)从历史脉络看,桂派中医是民国时期以来八桂医学流派重要的学术传承

《山海经》有云:"番禺之西,八桂成林。"八桂医学是中医学与地方民族医学在实践中结合形成的。秦汉以前,广西为百越民族聚居地,与中原华夏文明虽有初步接触但涉入未深,八桂医学主要以少数民族原始医药知识为主。秦汉以后,中原先进的医药知识逐渐形成理论体系,这些知识理论随着两个地区交流联系的日益增强开始大量涌入八桂,并与八桂地区的民族医药知识碰撞融合,形成了独具地方特色的学术思想和诊疗方法体系。从文献记载、文物考证、学术源流和流派发展等角度探索,八桂医学以预防和治疗疾病、维护和促进区域人群健康为基本价值取向,与广西地方中医药和民族医药的形成和发展密切相关。

一方水土养一方人,数千年来八桂医学一直绽放着区域独特的中医药、民族医药魅力,以传承创新区域中医药、民族医药为使命,以服务人民健康为依归。历代八桂大家们传承不泥古,不拘于经典,不死记方药,举一反三,灵活应用,不断超越古人局限;他们创新不离宗,在守住中医根本的基础上,与时俱进,大胆创新,正确处理变与不变的关系,因时制宜、因地制宜、因人制宜,使古老的传统医药焕发出新的光彩。

而后至民国时期,随着现代医学的发展和中西医结合的推广,八桂医学也在不断发展和创新,广西在南宁、梧州、桂林等地组建的中医药研究所和医院,成了八桂医学学术传承和医疗实践的重要基地,也成了桂派中医人才培养的中心。1934年广西省立南宁区医药研究所成立,开始了院校教育模式下的桂派中医人才培养,系统化、科学化的育人实践不断完善、推进,为新中国成立后桂派中医人才培养积累了丰富的经验,提供了有效的借鉴。

1956年,广西省人民政府正式批准成立南宁中医学校。学校主动肩负起传承和发扬八桂医学的历史责任,医教研一体,在人才培养、科学研究、服务社会的实践中逐步发展壮大了八桂妇科流派、八桂针灸流派、八桂骨伤流派、八桂蛇伤流派,也逐步形成了具有地方民族特色的壮医药学派、瑶医药学派等。这些流派、学派既是八桂医学的重要组成分支,也是桂派中医的杰出代表。桂派中医注重临床疗效,契合广西区域的医疗需求,主张"以人为本",讲究病人的不同体质和病情,将个体化治疗贯穿始终。桂派中医注重对治未病病因的探索和防治,不仅强调治疗疾病,而且注重预防疾病,主张"与天地同寿",讲究预防为主,让人们生活得更健康,如把养生膳食、情志调理作为治未病的有效手段之一。

散是满天星,聚是一团火。从明清以前八桂医学零散的父子相传、师徒相授,到民国以后集中开展院校教育与师承教育相结合,近百年来桂派中医人才培养可谓生生不息,薪火相传。在桂派中医人才培养的实践过程中,涌现出了以班秀文、韦贵康、黄瑾明等三位国医大师为代表的一批桂派中医大师,他们根植中医经典和民族医药原创理论,以临床实践为基础,利用现代科技对中医药再开发,推动中医药、民族医药创新发展,为广西地方区域中医药和民族医药事业传承精华、守正创新做出重要贡献,成为振兴中医药发展的"广西力量"。而这些"广西力量"的学术成就,也使得八桂医学得以快速发展壮大,初步形成独具一格的地方性医派——桂派中医,让祖先留下来的民族瑰宝助力推动健康中国建设,让中医药文化和智慧走向世界。

(二) 从社会发展看,桂派中医是八桂医学流派面向新世纪的创新发展

守正创新是中医药振兴发展的关键。八桂医学作为祖国医学的重要组成部分,具有极高的医疗价值和文化价值,对区域民族的繁荣发展和绵延永续发挥了不可替代的作用。八桂医学的传承创新是一个动态发展、不断深化的过程。八桂医学流派根植于广西,面对晚清时期"西学东渐"及"唯有西医才是科学"思潮影响,自1934成立广西省立南宁区医药研究所起,始终坚守中医阵地,吸取西学所长,通过大力开展桂派中医人才培养,赓续了八桂医学血脉,并在民族医药等领域不断丰富和发展。20世纪50年代,国医大师班秀文,全

国名老中医梁申、李士桂等一批教授专家将壮医药应用于临床,并对壮医药进行挖掘研究。20 世纪 80 年代,学校先后成立了壮医门诊部、壮医药研究所,以黄瑾明、黄汉儒等为代表的一批壮医药专家开始开展壮医药的理论与临床研究,经过数十年的不懈努力,构建起以"阴阳为本""三气同步""三道两路""脏腑骨肉气血""毒虚致病"为核心的壮医学理论体系,挖掘整理了一批以壮医药线点灸为代表的临床诊疗技术,壮医目诊、药线点灸、经筋推拿、药物竹罐等 20 种壮医技法形成了技术规范向全国推广。2010 年,卫生部将壮医医师资格考试正式纳入国家医师资格考试范畴,壮医成了继蒙、维、藏、傣四大民族医学之后获得国家执业医师考试资格的民族医学。桂派中医的发展,遵循中医药自身发展规律,突出原创性、保持民族性、延续传统性、体现时代性,推动八桂医学与中医学的深度融合,实现了壮瑶医药文化创造性转化、创新性发展,弘扬了八桂医学文化,让八桂医学文化在广西医药这片热土中根更深、叶更茂。

八桂医学医道独特,桂派中医是八桂医学医药宝库的弘扬者。历代八桂医家针对广西地区独特的地理气候特点,与区域常见病和多发病作斗争,并从中总结经验,著书立传以传后世,对于一代代广西人民的生存和发展做出了不可磨灭的贡献。八桂医籍门类齐全,医经类、基础理论诊法类、针灸经脉类、方书类医籍颇具特色,学术价值较高,如清代钟远洋所著的《伤寒括要》全书按证类目,并结合广西地方特色和治病经验论述,因地制宜;清代鲍相璈所著的《验方新编》按人体从头到足的顺序分部编写;清代梁廉夫所著的《不知医必要》内容广泛,注重普及;清代路顺德所辑的《治蛊新方》是一部中医论治蛊病的专著,全面系统论述了蛊病的病因病机、症状及鉴别、治法治则;民国时期黄周所著的《灵枢内经体用精蕴》分类整理《内经》条文,中西汇通阐释;民国时期陆钧衡所著《中华医药原理》从中西汇通论阴阳五行;民国时期黄啸梅所著的《增订脉学新义》以中西汇通思路论脉学;民国时期罗兆琚所著《实用针灸指要》论述穴义要旨,将经穴分类;清代韦进德《医学指南》全书多选岭南疾病进行辨治,地域性极强。桂派中医自觉弘扬八桂医学学术思想和医道正传,在临床、教学、科研等领域开拓耕耘,强化创新驱动、守正创新,注重运用现代医学解读八桂医学,加快推进八桂医学现代化,汇通中西医的智慧,开展中西医协同推进重大疑难疾病协作攻关,整合中西医优势,扎实提升了中医药、民族医药的服务能力。

八桂医学声名远播,桂派中医是八桂医学流派的主要传播者。桂派中医通过精选传播内容、拓展传播渠道、满足受众需求、提升传播效果等方面的努力,形成了多元立体的八桂医学对外传播格局,提升了中医药国际话语权。①围绕中医药优势病种,精心选择体现中医药医疗价值的传播内容,尤其是以此次新冠病毒感染疫情为契机,将广西中医药深度参与防治过程中发挥的作用传播出去,让社会大众能够更为准确地了解和理解中医药的文化内涵和技术优势,提升对中医药的文化认同。②加强对外交流合作,拓展传播渠道,依托广西面向东盟桥头堡的传播平台,对外传播壮瑶医药、中医药典籍和中医药现代研究成果,充分彰显八桂医学的医学价值和文化价值。③主动加强与国外学术界的学术交流,积极围绕所在国家的常见病、多发病,结合中医药壮瑶医药在骨伤科、妇科、针灸科等方面的优势病种,针对国外受众的实际需求开展科研合作,让受众看到、感受得到中医药切切实实的临床价值。

(三) 从育人实践看,桂派中医是八桂医学流派传承指导下成长的广西新生代

无论是人才培养,还是师资队伍建设,师承教育都是八桂医学永葆亮色的关键。1934 年以来,桂派中医人才培养的实践,造就了一大批以国医大师、全国老中医药专家学术经验继承工作指导老师、广西名老中医、名中医为代表的桂派中医大师,如班秀文、林沛湘、韦贵康、陈慧侬、黄瑾明、黄鼎坚等,他们代表着在八桂医学流派传承指导下成长起来的桂派中医力量,代表着当前桂派中医学术和临床发展的最高水平。

为了让八桂医学代代薪火相传,桂派中医人才培养秉承民国时期以来倡导的 "结合师承、全程临床" 的办学理念,遵循人才成长规律,实施院校教育和师承教育相结合的人才培养模式,将师承教育贯穿人才培养全过程。通过导师的口传面授、临床应诊和实际操作,强化学生中医临床思维,培养学生扎实的专业技能;通过导师言传身教、品德熏陶,培养学生救死扶伤的职业精神;在导师的带领下接触更多的患者,获得真实的职业体验,培育学生精诚仁爱的大医品格;

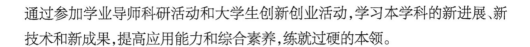

通过参加学业导师科研活动和大学生创新创业活动,学习本学科的新进展、新技术和新成果,提高应用能力和综合素养,练就过硬的本领。

二、桂派中医人才培养特色

桂派中医人才培养秉承了八桂医学"师承为主,形式多样""与时俱进,勇于创新""道术相融,仁德为先"的基因,进入 21 世纪以来,学校主动适应国家战略和广西经济社会发展的需要,紧紧围绕立德树人这一根本任务,不断改革创新,在办学理念、教学内容、培养方式方法上形成了鲜明特色。

(一) 理念特色

1. 立德树人,以德为先

一个国家、一个民族的繁荣昌盛,除了需要有雄厚的物质基础以外,还需要拥有丰富的人才资源和强大的精神力量,更需要有自己民族的精神支柱和价值支撑。要实现中华民族伟大复兴的中国梦,必须铸强我们的国家之魂、民族之魂,要让每位大学生都具备扎根于中华民族优秀传统文化的精神信仰与价值观。所谓"万物有所生,而独知守其根"。对于教育而言,紧紧围绕为党育人、为国育才,围绕立德树人根本任务,厚植大学生爱党、爱国、爱社会主义的思想根基,是教育要培的"根";中华民族的魂则是教育要铸的"魂"。落实立德树人根本任务,培养担当民族复兴大任的时代新人,落脚点在于"担当"二字。新时代呼唤青年要有新的担当。青年一代有责任、有担当,国家才有前途、有希望。高校大学生要在面对各种挑战时敢于迎难而上,主动担当作为,在面对各种风险和矛盾时敢于斗争、敢于胜利,才能承担起时代赋予的重任。

溯源广西中医教育事业的发端,始于 1934 年,新中国成立后,在党的政策指引下,中医事业获得了新生,桂派中医人才培养开始走上发展正轨。当时教师人数少,教学遇到不少困难,但具有强烈事业心和责任感的教师们刻苦钻研业务,认真教学,在艰难条件下探索前进。无论历经多少风雨,桂派中医人才培养始终秉承大医精诚理念,坚持以德为先,以中华文化中厚重的德行养成、美德教化为基础,培养中医学子的政治认同与价值认同,确立中国特色社会主义道路自信、理论自信、制度自信、文化自信,增强其民族自信心、自豪感以及忧患意识,把德育教育放在首位,培养具有仁心仁术的中医人才。

20世纪改革开放初期,学校全面贯彻党中央"坚持德智体全面发展,又红又专,知识分子与工人农民相结合,脑力劳动和体力劳动相结合"的教育方针,不断加强思想政治教育工作,努力培养社会主义建设实际需要的有理想、有道德、有文化、有纪律的高级中医专门人才,实现高等中医教育为社会服务,为振兴中医出力的目标。在教学中,反对单纯的业务观点,强调德智体全面发展,特别注重学生优良政治思想素养的培养和提高。学校除了采取"请进来"的办法(如请劳动模范举行报告会)使学生间接了解社会外,更多的是采取"走出去"的做法,如每年都组织1~2次较大型的社会实践活动。这些活动可分为3大类,一类是参观学习,一类是调查研究,另一类是为民服务。如学校于1986年先后组织师生扶贫队到广西南丹县等老少边穷地区开展脱贫致富活动;组织30多名学生到北海、防城港等沿海经济开发区参观学习;组织158名学生利用假期回乡开展与中医药相关的社会调查,假期结束回校后,在老师的引导下举行社会调查见闻报告会,50多位同学撰写了《请了解自己的祖国和社会》《要对得起人民给予我们的一切》《仅有热情是不够的》《实现理想要脚踏实地》《纪律——实现一切宏图之梯》《决不能辜负党和人民的期望》等文章。事实证明,组织学生参加社会实践活动,对于学生正确认识社会,深刻理解党的方针政策,增强学生的社会责任感大有裨益,这种以社会实践为主要内容的方式,培养了一批又一批又红又专的优秀桂派中医学子。

学校除了对中医学子的教育强调以德为先外,同时强调教师要做到教书育人,将思想教育融于专业教育之中,把教师教书育人作为教学检查的一项重要内容进行考核。要求教师在课堂教学、临床带教和科研活动中,不仅要身体力行、做好表率,还应自觉通过各种方式(如指导学生成立业余科研小组等)配合政治辅导员,做好学生思想政治工作,帮助培养良好的职业道德。

进入21世纪以来,党中央对推进中国特色社会主义事业作出了全面部署,党的十八大报告提出:"全面贯彻党的教育方针,坚持教育为社会主义现代化建设服务、为人民服务,把立德树人作为教育的根本任务,培养德智体美全面发展的社会主义建设者和接班人",对教育方针的内容进行了新的丰富和发展,提出了"把立德树人作为教育的根本任务"的要求。

学校坚持"立德树人、德育为先"的理念,深化教学改革,"五育并举""三全育人",夯实课堂教学主渠道。落实书记、校长思政课建设责任人要求,健全校领导带头讲授思政课制度和听课制度,开展思政课标准化建设。通过建中心、树典型、推模范,充分发挥课程思政引领示范作用。

学校制定了课程思政建设工作系列文件,成立课程思政工作领导小组和教学研究中心,加强组织领导,形成思政课程与课程思政协同育人合力。实施"双百计划",设立100项课程思政教改专项,100%课程实施课程思政,推进思想政治教育与专业教育同向同行,不断创新思政教育模式,具体包括以下几个方面。

(1)将社会主义核心价值观、大医精诚的职业道德思想落实到课程目标设计、教学大纲修订、教材编审选用、教案课件编写方面,特别注重挖掘体现桂派中医高尚医德的事迹,将其融入课堂授课、实验实训、见习实习各环节。

(2)遴选课程思政示范课程,形成可推广可复制的教学改革经验。课程思政示范课程发挥课堂教学主渠道作用,将社会主义核心价值观教育贯穿教育教学全过程,引导学生树立坚定理想信念和正确的世界观、人生观、价值观,提升思想政治素养。

(3)编写《课程思政教学案例集》,建设课程思政优秀教学案例库,强化示范引领效应,将立德树人这一根本任务落到实处。通过案例库的建设,有效地将思政元素融入桂派杏林师承班的专业课程中,实现了培养学生社会主义核心价值观和责任感、医学生职业胜任力、辩证唯物主义世界观、批判性思维和创新意识4个思政教学目标,激发学生学医的激情和使命感。

(4)开展以"初入杏林""感知医学""模拟上岗"为主题的暑期见习,以及义诊、三下乡等活动,弘扬劳动精神,培养社会责任感,增进职业意识。学校在2021级桂派杏林师承班中开始开设《习近平新时代中国特色社会主义思想概论》学习课程,在各门思政课日常教学过程中,注重融入习近平总书记关于教育的重要论述,全面推动习近平新时代中国特色社会主义思想进教材、进课堂、进师生头脑,在潜移默化中使学生自觉主动地把爱国情、强国志、报国行自觉融入学习和生活中。

(5)不断追求卓越,多措并举,建设"学风清新"校园。学校构建学风建设长效机制,出台《2021学风建设年活动实施方案》等制度,使学风建设有章可循有规可依。通过思想教育、早读晚自习、朋辈帮扶、教考分离、学业警示、论文审核、学业要求等举措,推进优秀学风班级、优秀学风宿舍、优秀学风个人的创建活动,促成清新学风的形成。

2. 文化引领,以文化人

中医药文化是我国优秀传统文化的重要组成部分、中国特色社会主义文化的重要构成,起源于中国人民长期的生产生活实践,并随着社会不断进步逐渐丰富和发展。中医药文化在不同的时期有不同的内容和表现形式,蕴含着丰富的人文精神、道德规范、哲学智慧等内容,是以文化人、以文育人的重要资源,有着深厚的立德树人力量。因此,桂派中医人才培养在近九十年的教育探索中,坚持以中医药文化引领,确立以中医药文化自信为灵魂的育人新理念,坚持将培育中医药文化自信与素质教育融为一体,贯穿于人才培养全过程。

学校建成了传统文化氛围浓厚的教学环境,使校园环境达到审美与育人的统一。走进校园,中国传统文化与现代建设水乳交融的气息扑面而来。在建筑风格、人文景观、内部装饰、道路命名等方面,引用《易经》《黄帝内经》等经典原文,采用石刻、图刻、对联、文化长廊等多种形式,建成了山水相映、人文与自然交融的园林式校园,建有"一山一谷一药圃""一门一湖二楼榭""三林三亭四广场""三廊三馆六展厅"等人文与自然景观,彰显了鲜明的中医药文化特色,使校园环境建设达到了审美功能和育人功能的和谐统一,营造了中医文化自信的育人环境。

学校凝练"弘毅自强、传承创新"的校训,创作校歌《弘毅曲》,形成"士不可以不弘毅,任重而道远。仁以为己任,不亦重乎?死而后已,不亦远乎?"的师生共同追求的弘毅精神,确立以中医文化自信为灵魂的育人理念,适时修订和完善人才培养方案,明确人才培养目标,完善课程体系。在显性课程方面,从 1999 年开始先后开设中国传统文化导论、中国传统文化与中医、易学基础、古代天文历法及气象学、壮医药文化概论等特色文化课程,把文化自信教育渗透到医学专业教育中。学校将人文课程与专业课程、显性课程与隐性课程相结合,充分发挥课程育人、第二课堂育人、环境育人功能,使中医文化自信、中医思维培养贯穿人才培养全过程,形成"文化自信→中医思维→临床能力"的专业培养路径。

3. 学思结合,知行合一

学校从民国时期即秉承"中西兼顾,医药并修,结合师承,全程临床,服务公卫,社会实践"的办学理念,提倡学思结合、知行合一,实施"早临床、多临床、反复临床"的教学模式,让学生在学中做、做中学,不断提高临床实践能力。学校将临床实践教学活动贯穿于人才培养的全过程。在新生入学即组织学生到附属医院参观,真实感受医务人员的工作和现代医患关系;组织学生参与义诊、跟师抄方等实践活动,让学生在实践活动中早期接触患者;在专业基础课及临床课程均安排有见习课程。2014 年,学校出台了《医学生暑期见习管理规定》,要求学生利用每个暑期进行为期 2 周的临床实践活动,一年级开展以"初入杏林"为主题的医学志愿者服务,二年级开展以"感知医学"为主题的社区医疗机构见习,三年级开展以"模拟上岗"为主题的县乡基层医疗单位实习,让学生到基层医疗单位参与医疗实践。除此之外,还为桂派杏林师承班学生配备学业导师、临床导师、经典导师,让学生跟师进行临床见习、抄方,进导师科研团队、实验室,促进学生学思结合、知行合一。

(二) 教学内容创新

1. 突出民族医药特色

广西是少数民族聚居地,拥有丰富的壮瑶医药文化资源。为了培养地方特色应用型中医人才,1992 年开始,学校逐步组织教学人员把壮医药研究成果编写成讲义、辅导材料和教材等,并以学术讲座、课堂辅导、选修课及临床实践指导等多种形式,融入中医专业的教学中,拓展和丰富了中医学专业的课程教学内容。进入 21 世纪以来,学校以选修课等形式,开设壮医药学概论、壮医药线点灸、壮医特色疗法等壮医课程,突出讲授壮医的独特理论和简、便、验、捷的诊疗技能,深受学生的欢迎。2013 年,学校编写的《壮医基础理论》《壮医诊断学》《壮医内科学》等 14 门壮医药教材被列入国家中医药管理局规划教材,为学生学习壮医提供了更加系统、规范、科学的课程内容。

学校按照"民族医药特色鲜明"的办学定位,通过新理念、新机制、新方式、新体系的实施和新团队的打造,把壮医融入桂派中医人才培养体系,丰富和发展了中医学专业教学内容,培养了一大批具有壮医特色的高素质中医人才,他们大部分活跃在广西少数民族地区的医疗卫生机构,充分发挥中医药及壮医药的优势,为广西地区人民群众防病治病做出了贡献,成了当地医疗卫生行业的一支重要力量和"下得去,留得住,用得上、受欢迎"的有民族医药特色的应用型人才。

2. 传承八桂医学学术思想

桂派中医人才培养薪火相传,培育了一大批著名专家学者,形成了具有代表性的学说和流派,如以韦贵康教授为代表的韦氏正骨整脊流派、以黄鼎坚教授为代表的朱链针灸学术流派、以李锡光教授为代表的中西医汇通学术流派、以黄瑾明教授为代表的广西黄氏壮医针灸学术流派,以刘力红教授为代表的八桂扶阳学派等。这些学说学派丰富和发展了祖国医学,在海内外产生了一定的学术影响力。

1992 年,学校成立广西国际手法医学协会,2005 年,在纽约成功注册为世界手法医学联合会,韦贵康教授为其中代表,其创立的脊柱相关疾病学说和韦氏整脊手法流派,在世界各地尤其是我国港台地区,以及东盟国家形成了广泛的影响。2002 年,学校设立中医经典研究所,该所是扶阳学术流派的研究基地,在传统中医文化的研究方面走在了国内中医药院校的前列。2007 年,在以刘力红教授为代表的八桂扶阳学派的倡导下,学校与中华中医药学会等共同举办了第三届泛中医论坛·思考中医 2007——中医"治未病"学术论坛暨首届扶阳论坛,推动了扶阳流派学术思想的传承与发展。学校将这些学术流派的代表和团队骨干配备为学生导师,学生通过跟师学习导师的学术思想、临床思维与临证经验,为培养具有地方特色的桂派中医人才奠定基础。

3. 注重经典

桂派中医人才培养强调"重经典","重经典"就是注重中医经典传承,注重经典课程的学习,注重中医人才理论素养的提升和中医思维的培养。桂派中医人才培养始终坚持中医经典课程的核心地位,坚持中医经典教学与临床实践紧密结合,并将重经典、强临床作为核心理念,贯穿于教学和中医人才培养的全过程,以经典理论指导临床实践,在临床实践中诠释经典理论,两者相互联系、相互支撑、相互渗透、密不可分。

桂派杏林师承班从第 2 学期开始为学生配备经典导师,建立中医经典研读室学习交流平台,通过经典导师传帮带,引导学生学习经典并开展经典研读,营造"读经典、背经典、用经典"的中医经典学习氛围。为了改善中医经典学习环境,学校建设"中医经典书院""朗读亭",使学生在中医经典学习过程中逐步体会"诵""解""别""明""彰"的过程,领略中医"医者意也"的深刻含义,牢固树立"继往圣绝学非经莫属,成苍生大医无典皆空"的中医经典学习信念。

(三) 培养方式方法创新

1. 医教协同

学校坚持医教研养紧密结合的办学思路,形成了校内人才培养、科学研究、服务社会的有机联结,三者高度协同。学校拥有 3 所直属附属医院。第一附属医院于 1941 年建院,是我国近代史上最早成立的省级公立中医医院,目前拥有中医肝病科、脑病科、心血管病科等一批国家临床重点专科,编制床位 2 233 张。第二附属医院(广西中医药大学附属瑞康医院)于 1951 年建院,开放病床 3 000 张,是广西最大的综合性中西医结合医院,拥有中医骨伤科、脾胃病科等一批国家临床重点专科,国际领先的中西医结合射波刀肿瘤治疗中心以及 5 个国家卫生部门认定的内镜培训基地。第三附属医院(广西国际壮医医院)于

2016年开设,是一座以壮瑶医药为特色,以中医药为基础,以现代诊疗技术为保障的广西首个综合性现代化国际化的三级甲级民族医院,设床位1 000张。学校实施"院院合一"医教协同的管理模式,临床学院与直属附院合并,实行统一管理,医院医生既是医生又是教师,既承担医疗任务,也承担教学任务。后期临床教学全部由直属附院承担,临床教学实行床边教学,实现了理论教学与临床实践的紧密结合,为桂派中医人才培养的"临床、多临床、反复临床"提供了良好教学条件和机制保障。

2. 道术相融

道术相融,是中医文化对习医者提出的严格要求,医者不仅要"精于术",更要"仁于心、诚于道"。桂派中医人才培养强化职业道德培养与专业教育相融合的育人手段。

国医大师班秀文常言:"医者,病家性命所系。为医者既要有割股之心,又须医道精良,方能拯难救厄。"班老感于壮族聚居地区体力劳动妇女辛苦多疾,潜心于妇科病的研究,从而发展创新了中医妇科学,成为桂派中医道术相融的典范。

桂派中医人才培养把培养学生对人民健康事业无私奉献的追求、对中国传统优秀文化的高度自信融入专业教育中。学校设立课程思政教改专项,推进思想政治教育与专业教育同向同行,不断创新思政教育模式,如挖掘体现桂派中医高尚医德的事迹,将其融入课堂授课、实验实训、见习实习各环节;遴选课程思政示范课程,形成可推广可复制的教学改革经验;编写《课程思政教学案例集》,建设课程思政优秀教学案例库,强化示范引领效应;开展以"初入杏林""感知医学""模拟上岗"为主题的暑期见习,以及义诊、三下乡等活动,弘扬劳动精神,培养社会责任感。

3. "三导"接力,因材施教

"三导"即临床导师、经典导师、学业导师。学校将导师教育贯穿学生培养过程,学业导师、经典导师和师承导师相互配合,共同指导学生的成长。学业导师主要负责学习、生活、职业规划方面,指导学生的学业发展和科研启蒙工作;经典导师主要负责传授中医学经典和名家经验,注重对中国传统文化知识和中医经典知识的研读,指导学生领悟经典医籍精华,传承中医名家的学术思想;临床导师则主要负责临床指导和技术传承,学生第 2~7 学期利用业余时间和假期跟随临床导师开展临床见习,第 8 学期全程跟临床导师出诊。"三导"接力的方式,能够使学生在不同的导师指导下,全面发展,充分发挥个人潜能,实现人才培养的因材施教。

桂派中医人才培养思考与发展愿景

中国共产党第二十次全国代表大会的胜利召开,对中医药传承创新发展作出了新的部署,对高等教育人才培养提出了新要求。桂派中医人才培养从既往近九十年的办学经历中汲取了奋进新征程的智慧力量,砥砺了奋进新征程的志向品质,在向第二个百年奋斗目标进军过程中,将坚守为党育人、为国育才的初心,全面落实立德树人根本任务,沿着"铸医魂、重经典、强临床、突特色、促融合"人才培养路径,自觉守护桂派中医学术基因的传承坊、救死扶伤医者精神的锤炼营这个金字招牌,砥砺前行,踔厉奋发,坚定行走在高水平桂派中医人才培养的道路上。

一、桂派中医人才培养面临的发展任务

"十四五"时期是我国全面建成小康社会、实现第一个百年奋斗目标之后,乘势而上开启全面建设社会主义现代化国家新征程、向第二个百年奋斗目标进军的第一个五年,是广西推进落实构建面向东盟的国际大通道、打造西南中南地区开放发展新的战略支点、形成 21 世纪海上丝绸之路和丝绸之路经济带有机衔接的重要门户"三大定位"新使命,建设"壮美广西共圆复兴梦想"的关键时期,是学校加快推进内涵式发展,实现高水平中医药大学建设的战略机遇期,对于桂派中医人才培养而言,既是机遇也是挑战。

(一)党和国家对中医药教育提出新期望

《中华人民共和国国民经济和社会发展第十四个五年规划和 2035 年远景

目标纲要》明确提出"十四五"时期要建设高质量教育体系,擘画了教育发展的宏伟蓝图。《中共中央 国务院关于促进中医药传承创新发展的意见》为中医药发展"把脉""开方",更为新时代传承创新发展中医药事业指明了方向。中医药事业在"十四五"将进入高速发展黄金时期,中医药的发展与党和国家的使命更加紧密地联系在一起,新时代赋予了桂派中医人才培养新的使命。

(二) 高等教育改革发展带来新挑战

中共中央、国务院印发的《深化新时代教育评价改革总体方案》提出,高校要坚持把立德树人成效作为根本标准,以破除"五唯"为导向,深化教育评价改革,全面提高办学水平和人才培养质量。教育部、财政部、国家发展改革委印发《关于深入推进世界一流大学和一流学科建设的若干意见》,要求构建一流大学体系,为国家经济社会发展提供坚实的人才支撑和智力支持。中医药高等教育要把立德树人向纵深推进,统筹发展,深化改革,以内涵建设推动学校高质量发展。

(三) 自治区战略定位指引新方向

2021 年,广西壮族自治区人民政府印发《广西壮族自治区国民经济和社会发展第十四个五年规划和 2035 年远景目标纲要》,提出要大力发展中医药壮瑶医药事业,推动中医药壮瑶医药传承和创新。《广西教育事业发展"十四五"规划》《广西中医药壮瑶医药发展"十四五"规划》等相继发布,为深入挖掘中医药传统文化、加快推动科技创新、加强中医药人才培养和中医药人才队伍建设提供了强有力的政策支持。国家及区域重大发展战略对广西高等教育的发展提出了新的要求,对高校人才培养提出了更高的标准。

二、桂派中医人才培养的重点任务

"十四五"期间,桂派中医人才培养将在以下 3 个方面加强建设。

(一) 从中国传统优秀文化中汲取精华,加强文化自信和职业道德培养

中医药根植于中国传统文化的沃土,蕴含着丰富的哲学思想、人文精神,中

医的学习是学术传承,更是文化传承。桂派中医人才培养目前还存在中华优秀传统文化学习不够,学生传统文化基础薄弱,对中国传统哲学、人文地理理解不足等情况,这带来了两个方面的问题:①学生在临床过程中,不能在象思维的指导下,以天人合一、阴阳五行、脏腑经络的中医理论为纲领,不能深刻了解疾病的本质,不能很好地进行辨证论治,缺乏对中医药理论和实践发自内心的信任,专业思想有待进一步加强;②不能充分发挥中国传统优秀文化对学生人生观、价值观的濡养作用。因此,下一步桂派中医人才培养,要进一步加强对中国传统优秀文化的传承,构建具有中医药文化特色的三全育人大思政格局:①在课程体系上增加中医经典课时比例,增设中国传统优秀文化课程;②挖掘中华优秀传统文化中所蕴含的天下为公、厚德载物、讲信修睦、亲仁善邻等价值观念,同富强、民主、文明、和谐、自由、平等、公正、法治、爱国、敬业、诚信、友善的社会主义核心价值观一道,有机融入教学、管理各环节,切实促进三全育人落实落细;③将优秀传统文化与第二课堂活动紧密结合,将知识传授、能力培养与理想信念、价值理念、道德观念的教育有机结合,使传统文化精神内化于心、外化于行,培育学生良好职业道德。

(二) 进一步挖掘整理壮瑶医药,形成"学科发展—专业建设—人才培养"三位一体发展路径

广西是少数民族聚居地,具有丰富多彩的民族医药文化,特别是壮医药文化。壮医药作为壮族人民传统文化的瑰宝,以外治法的种类多样和简、便、验、捷的优势著称,壮医药在解毒方面的应用,在我国民族医药中更是独树一帜,具有鲜明的民族特色和地方特色。学校1956年恢复办学后,一些教师对壮医药的起源与发展进行了初步的探讨,并将壮医药应用于临床,在实践检验的基础上逐步开展了对壮医药的挖掘研究工作。国医大师、壮医学科奠基者之一的班秀文积极投身壮医的挖掘整理工作,几乎走遍了壮乡村寨,收集、整理了1 000多条民间验方。国务院政府特殊津贴专家、壮医理论创始人之一的黄汉儒带领他的团队,走访了70多个县,调查登记了6 000多名民族医,采集制作了10 000多份民族药标本。1985年,国医大师黄瑾明教授创建壮医门诊部,挖掘并推广壮医药线点灸疗法,把壮医民间疗法引进医学殿堂,开创壮医临床

研究先河。经过几代桂中医人的不懈努力和传承接力,逐步形成了以"阴阳为本""三气同步""三道两路""脏腑骨肉气血"为核心的壮医学理论体系,挖掘整理了一批以壮医药线点灸疗法为代表的临床诊疗技术,创立了壮药质量标准基本体系,"壮医药线点灸"被列入国家非物质文化遗产,一批壮医药科技成果分别获得国家中医药管理局、广西科技进步奖等奖项。壮医药从碎片化、经验化、个性化的知识,转化为与现代结合的系统化知识传承体系,学校组织编写了14 部壮医药系列教材,把壮医药科研成果转化为教学内容,形成了桂派中医人才培养特色。但是,与广西民族地区民间蕴藏的丰富壮瑶医药相比,能够纳入高等中医药教学体系的民族医药毕竟是少数,更多的是面临着后继无人、发展乏力甚至逐步消亡等问题。学校将进一步挖掘整理壮、瑶等少数民族医药,促进壮、瑶医药文化的创造性转化与创新性发展,不断提高壮医药、瑶医药在中华民族医药界的学术地位,提高壮医药、瑶医药的临床研究、社会服务、文化传播、对外交流能力,并将成果转化为课程和教材,突显人才培养特色,形成"学科发展—专业建设—人才培养"三位一体协调发展路径。

(三) 深化医教协同,建设名中医工作室,打造师生团队学习共同体

桂派杏林师承班实施导师制培养,目前师承方式主要以临床带教、答疑解惑、理论研修为主,这些方式尚停留在名老中医学术经验传承的表层阶段,未能体现中医药传承的精髓,有些还不同程度存在名老中医学术经验传承流于形式、缺乏深度传承、传承手段单一等问题,或单一的师生交流,或囿于门派之见,使得中医师承教育培养模式受限于一家一派的经验,造成学术交流的局限性,不利于学生知识的拓展,学生难以突破老师的思维和经验。针对这些问题,学校将进一步深化医教协同机制建设,着重建设名中医工作室,把工作室打造成为师生学习共同体平台。一方面系统挖掘、整理、传承与推广桂派名医名家学术思想与临床诊疗技法,培养一批优秀的中医药师承指导老师和继承人;一方面让学生跟随着导师团队,除了学习导师的临床思维方法、科研方法外,还可通过导师团队的交流与学习,开阔视野,培养学科交叉融合能力和创新精神。

参考文献

［1］戴铭. 论晋唐时期八桂医学的形成与发展 [D]. 长沙: 湖南中医药大学, 2011.

［2］蒋远金. 柳州白莲洞 [M]. 北京: 科学出版社, 2009: 296.

［3］张声震. 壮族通史·上册 [M]. 北京: 民族出版社, 1997.

［4］吴普. 神农本草经 [M]. 沈阳: 辽宁科学技术出版社, 1997.

［5］韦仁义. 马头大明山发现西周和战国古墓葬群 [N]. 广西日报, 1986-3-20.

［6］武鸣先秦清理小组. 武鸣先秦墓葬清理有收获 [J]. 广西文物, 1985 (2): 83-84.

［7］黄怀信. 逸周书校补注译 [M]. 西安: 西北大学出版社, 1996: 360.

［8］钱超尘. 董奉考 [J]. 江西中医学院学报, 2010, 22 (2): 32.

［9］陈梦雷. 古今图书集成医部全录 [M]. 北京: 人民卫生出版社, 1962: 105.

［10］龙如森. 广西通志·医疗卫生志 [M]. 南宁: 广西人民出版社, 1999.

［11］容小翔, 黄冬玲. 壮族医药史述要 [J]. 中医药学报, 1993 (02): 2-4.

［12］杨东方, 李良松. 典籍文化与中医学 [M]. 北京: 中国中医药出版社, 2017: 25.

［13］杨亚龙, 戴铭, 张璐砾, 等. 民国广西名医刘六桥学术思想探析 [J]. 中国中医基础医学杂志, 2019, 25 (7): 878-879, 903.

［14］张璐砾, 戴铭, 黄贵华, 等. 韦来庠的学术贡献刍谈 [J]. 广西中医药, 2018, 41 (03): 46-48.

［15］刘珊. 民国名医陆钧衡学术经验整理研究 [D]. 南宁: 广西中医药大学, 2022: 2.

［16］黄海波. 话说国医·广西卷 [M]. 郑州: 河南科学技术出版社, 2017: 44.

［17］林怡, 滕晓东, 莫清莲, 等. 八桂针灸流派刍议 [J]. 中国中医基础医学杂志, 2012, 18 (11): 1242-1244.

［18］金勇. 罗哲初学术思想整理研究 [D]. 南宁: 广西中医药大学, 2016.

［19］林怡, 戴铭, 彭君梅. 近代针灸学家罗兆琚生平著述考略 [J]. 中国针灸, 2010, 30 (3): 245-248.

［20］陈晓林, 梁艳红, 戴铭, 等. 澄江针灸学派门人李文宪著述考略 [J]. 江苏中医药, 2016, 48 (1): 70-72.

［21］张璐砾, 陈升旭. 八桂骨伤流派特色探析 [J]. 亚太传统医药, 2011, 7 (3): 174-175.

［22］黄汉儒, 黄瑾明. 老壮医罗家安传略 [J]. 广西中医药, 1987, 10 (6): 18-19.

［23］刘浏. 八桂蛇伤流派形成与发展研究 [D]. 南宁: 广西中医药大学, 2021.

［24］林怡, 戴铭. 八桂医学之中医学术流派述略 [J]. 中医文献杂志, 2015, 33 (01): 37-41.

［25］马丽, 戴铭. 浅析壮医药学派的学术特色 [J]. 中华中医药杂志, 2016, 31 (12): 5055-5057.

［26］黄梓健. 壮医针灸流派的整理与研究 [D]. 南宁: 广西中医药大学, 2018.

［27］覃丹. 瑶医药学派的整理与研究 [D]. 南宁: 广西中医药大学, 2020.

［28］张璐砾, 戴铭. 论广西新桂系时期的公办中医教育 [J]. 中华医史杂志, 2007, 37 (3): 152-156.

［29］曹一鸣, 吴振川. 广西派针法与罗哲初 [J]. 天津中医学院学报, 1988, 1: 35-37.

［30］戴铭, 黄政德. 广西地方医学史研究概况 [J]. 广西中医药, 2010, 33 (2): 34-36.

［31］雷殷. 广西民政施政纲要 [Z].[出版者不详]. 1937: 230.

［32］黄旭初演讲集 [Z].[出版者不详].[出版时间不详]: 222.

［33］黄瑾明. 广西现代中医学校教育 [J]. 中华医史. 1985, 15 (4): 206.

［34］黄瑾明. 奋进的三十五年广西中医学院发展简史 [M]. 南宁: 广西民族出版社, 1995: 17.

［35］刘志礼, 韩晶晶. 新时代高校师德师风建设: 内涵意蕴、现实困境及破解之道 [J]. 现代教育管理, 2020 (9): 67-73.

［36］韩宪洲. 以课程思政推进师德师风建设的内在逻辑与现实路径 [J]. 思想理论教育导刊, 2021 (7): 123-127.

［37］顾明远. 教育大词典 [M]. 上海: 上海出版社, 1988.

［38］卫建国. 以改造课堂为突破口提高人才培养质量 [J]. 教育研究, 2017, 38 (6): 125-131.

［39］余文森. "课堂革命"与"金课"建设 [J]. 中国大学教学, 2019 (9): 22-28.

［40］KLASSEN R M, YERDELEN S, DURKSEN T L. Measuring Teacher Engagement: Development of the Engaged Teachers Scale (ETS)[J]. Frontline Learning Research, 2013, 1 (2): 33-52.

［41］刘振天. 高校教师教学投入的理论、现况及其策略 [J]. 中国高教研究, 2013 (8): 14-19, 47.

［42］郭建鹏, 唐祯, 吕帅. 什么因素影响了中国高校教师的教学投入——基于个体与环境两水平变量的分层线性模型分析 [J]. 国内高等教育教学研究动态, 2022 (21): 57-70.

［43］俞国良, 罗晓路. 教师教学效能感及其相关因素研究 [J]. 北京师范大学学报, 2000 (01): 72-79.

［44］教育部高等教育教学评估中心. 普通高等学校本科教学工作审核评估 (2021—2025 年) 工作指南 [M]. 北京: 高等教育出版社, 2022: 41.

［45］俞家庆. 教育管理辞典 [Z]. 海口: 海南出版社, 2005: 466.

［46］刘雨. 新时代高校教学督导制度困境及其破解 [J]. 黑龙江高教研究, 2020 (9): 44-48.

［47］徐敏. 地方高校教学质量文化的意蕴, 功能与建设 [J]. 盐城工学院学报: 社会科学版, 2021, 34 (2): 103-106.

后 记

　　党的二十大报告中强调"加快建设教育强国""促进中医药传承创新发展"，这体现了党中央对中医药教育事业的高度重视，对高等中医药教育提出更高要求。桂派中医人才培养虽然在近九十年发展建设中取得了诸多成就，为中医药事业以及区域经济社会的发展做出了积极贡献，但我们也清醒地看到，按照习近平总书记对广西提出的"五个更大"重要要求，桂派中医人才培养应该在推动边疆民族地区高质量发展上展现更大作为。学校要以更高的政治站位、更强烈的责任感与使命感，为健康中国和建设新时代壮美广西做出应有贡献。

　　育人的道路没有终点。未来，我们要全面贯彻党的教育方针，落实立德树人根本任务，遵循中医药人才成长规律，增强中医经典教学，让学生在经典中获取滋养，找到中医理论的自洽性与逻辑起点，建立中医思维之根，让学生在学术传承、文化传承中找到前进的力量，建立中医思维之本；要强化中医思维培养，让学生在强化临床实践中感受中医思维的活力及其体现，找到中医思维的基本归宿；要探索多渠道融合办学之路，培养学生创新创业精神，提高自主探究能力、解决问题的能力，让学生在学术创新的氛围中，找到桂派中医人才培养创新发展之路……

编　者

2023年10月

61枱